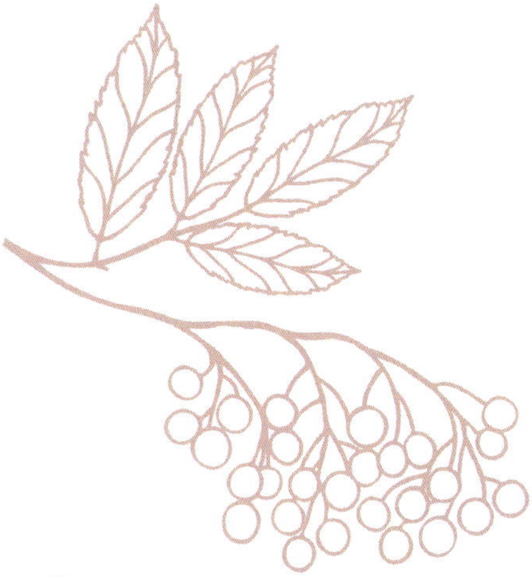

Süße HEILPFLANZEN KRAFT

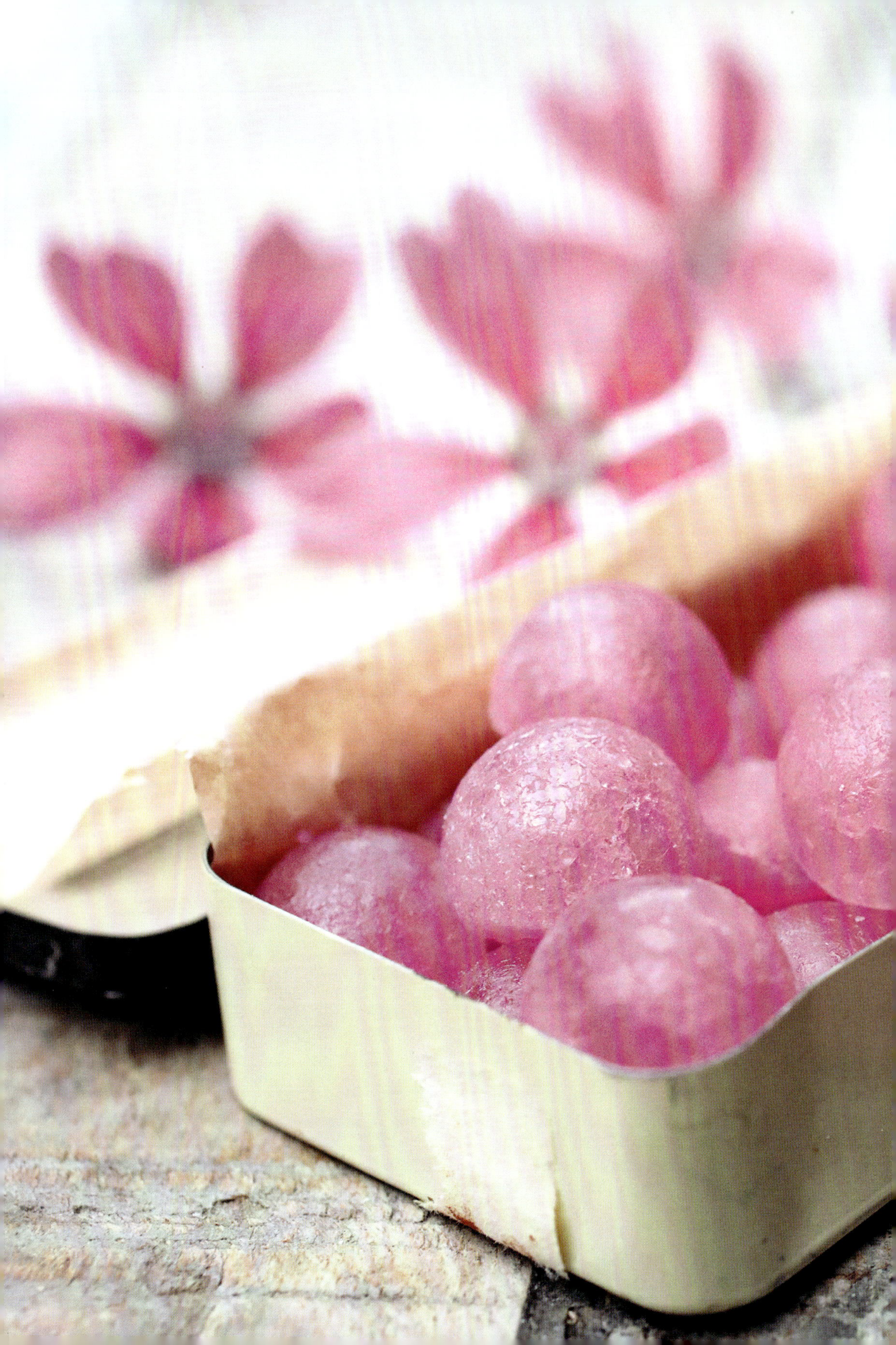

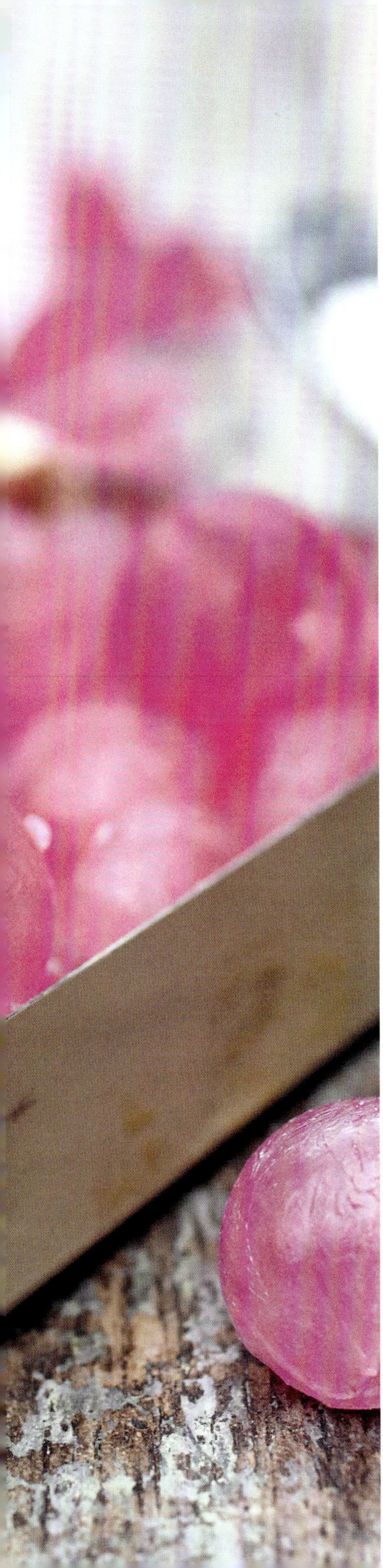

ulmer

Monika Rein

Süße HEILPFLANZENKRAFT

Sirup, Bonbons und Oxymel selbst gemacht

Extra
Alles über alternative Süßungsmittel

INHALT

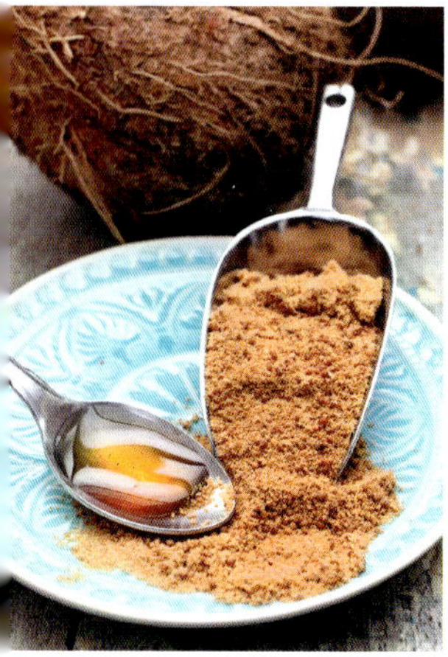
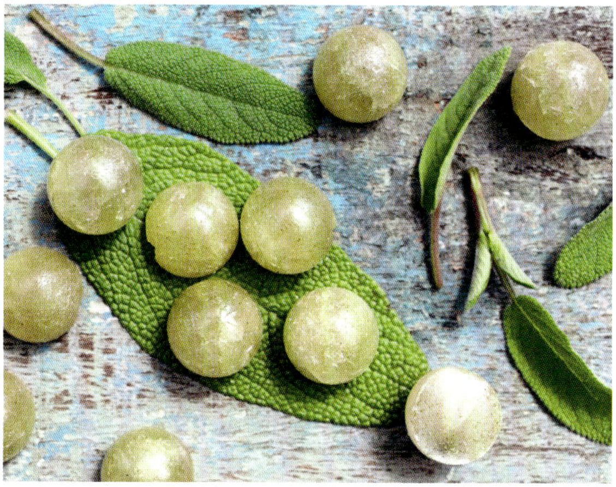
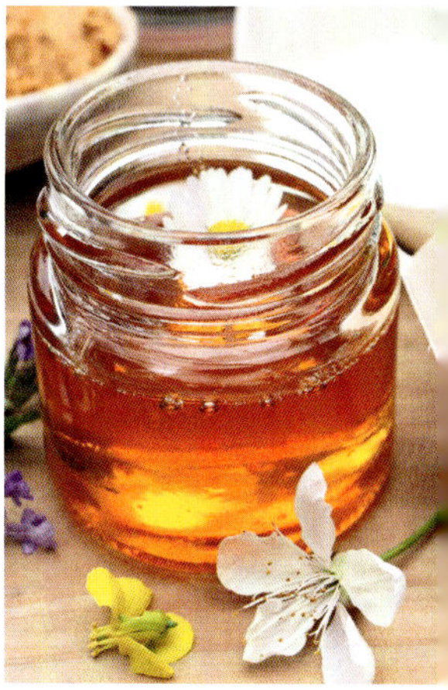

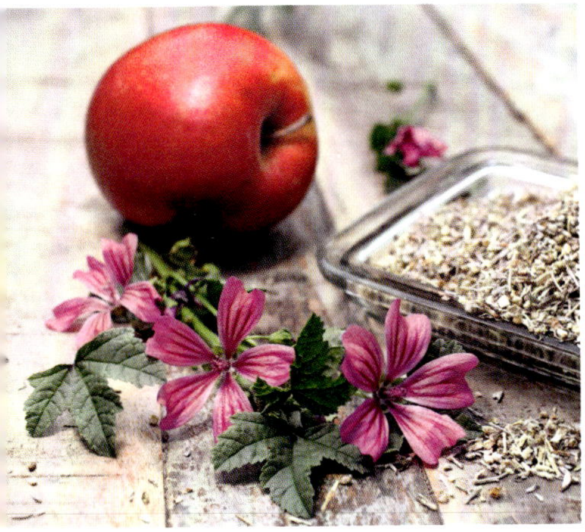
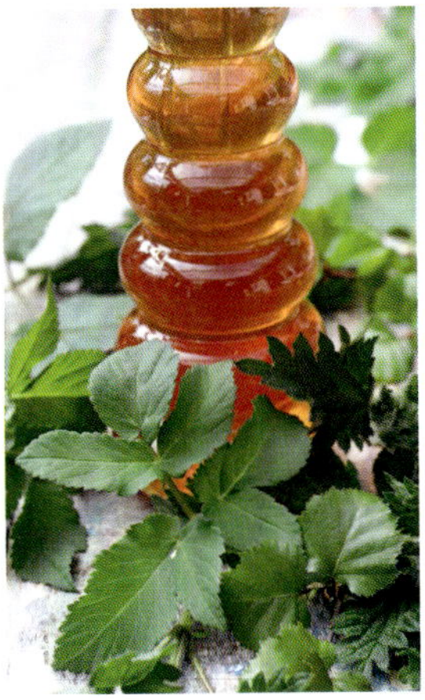
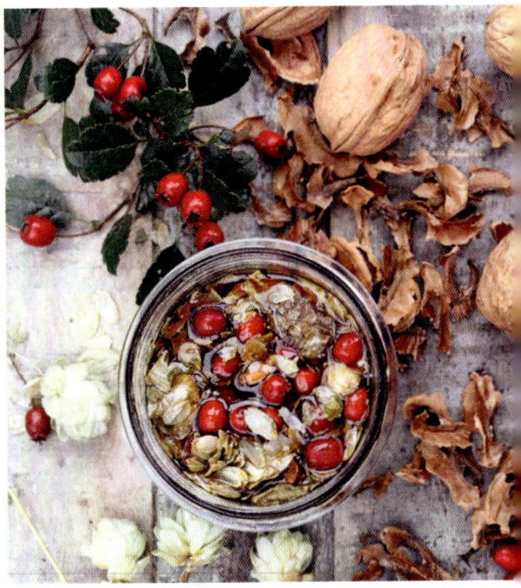

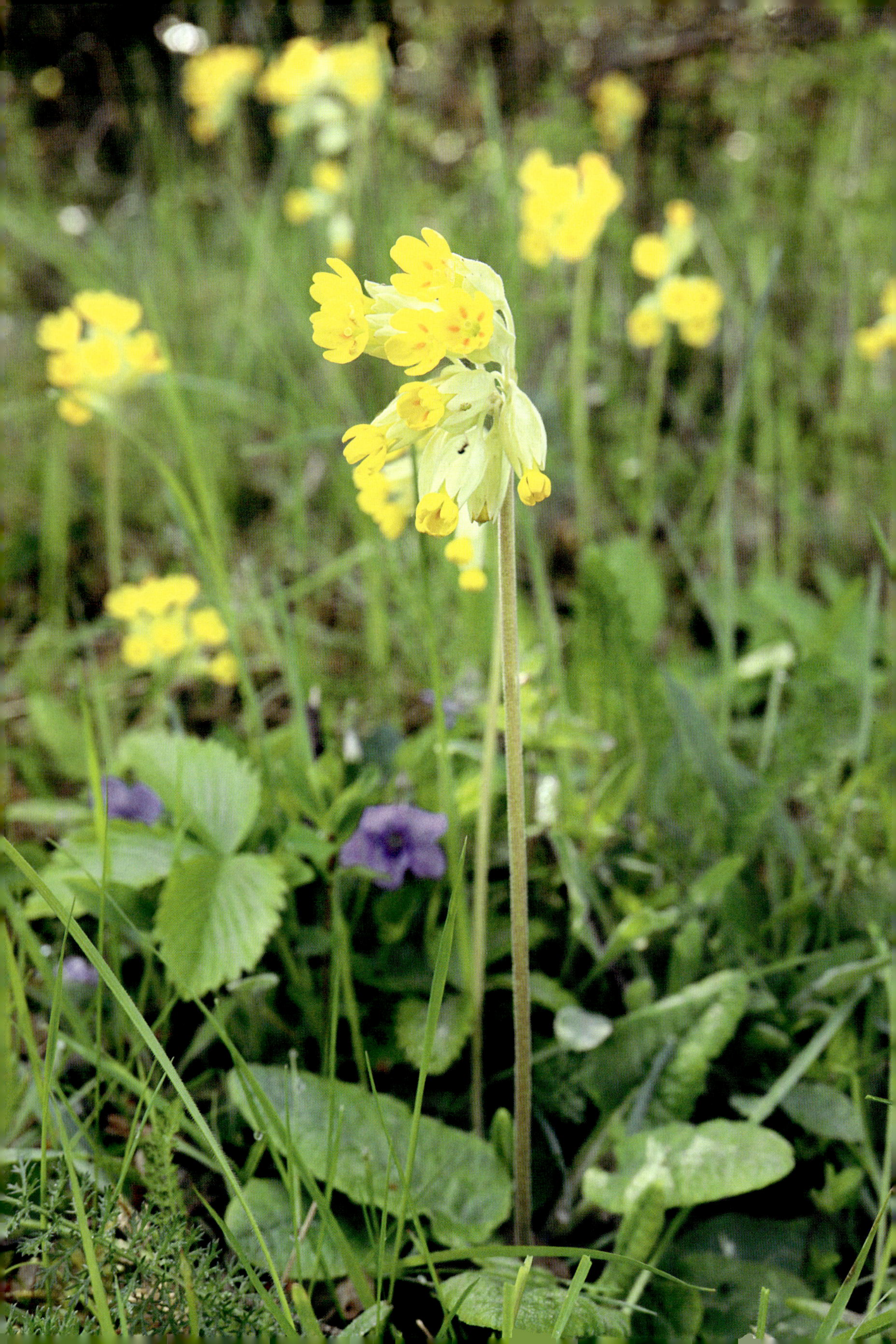

Die unerschöpfliche Kraft unserer Heilpflanzen

Liebe Leserinnen, liebe Leser,

ich lade Sie ein, Zubereitungen zum Erhalt Ihrer Gesundheit und Ihres Wohlbefindens kennenzulernen, die richtig gut schmecken. Möglicherweise zählen Sie zu den Menschen, die keine alkoholischen Auszüge oder bittere Medizin mögen? Oder Sie begleiten Klein- und Schulkinder in ihrem Wachstum? Vielleicht sind Sie aber auch, genau wie ich, einfach eine Naschkatze und möchten nicht auf den Genuss von Süßem verzichten.
In den vorgestellten Rezepturen werden ausschließlich heimische Wild- und Gartenpflanzen sinnvoll mit regionalen Süßungsmitteln von Apfeldicksaft bis Zuckerrübensirup ergänzt. Den kräuterkundigen Lesern bietet das Buch die Möglichkeit, die Wildpflanzen für die individuellen Zubereitungen zeitgleich in heimischen Gefilden ernten zu können. Sie können die getrockneten Kräuter und die alternativen Süßungsmittel über Reformhäuser, Biomärkte oder den Fachhandel beziehen.
Das Reizvolle der süßen Medizin liegt für mich darin, Süße nicht auf den gängigen, weißen Haushaltszucker zu reduzieren, sondern die große Bandbreite der gesunden alternativen Süßungsmittel in all ihren unterschiedlichen Facetten anzuwenden. Entdecken Sie in diesem Buch die verschiedenen Geschmacksrichtungen von zuckersüß bis malzig-herb sowie die Fülle an wertgebenden Inhaltsstoffen unserer heimischen Komponenten. Im einleitenden Teil des Buches werden zwar auch weitgereiste Süßungsmittel wie Agavendicksaft oder Ahornsirup erklärt, mein Fokus bei den Rezepten liegt aber auf den regionalen Süßungsmitteln, die ihre Verwendung zum Beispiel in Honigauszügen, Oxymel (Sauerhonig) und in Bonbons finden.
Vielfältige Impulse aus meinem beruflichen Erfahrungsschatz haben mich dazu bewogen, dieses Buch zu schreiben. Das tiefe Wissen der Erfahrungsheilkunde, der aktuellen Phytotherapie (Heilpflanzenkunde) und der gesunden, naturnahen Ernährung lassen mich immer wieder staunen, wie fein abgestimmt die Natur für sich selbst und auch für unseren Organismus sorgen kann.
Ich wünsche Ihnen viel Freude beim Lesen und Ausprobieren der verschiedenen wohlschmeckenden Heilpflanzenauszüge.

Ihre
Monika Rein

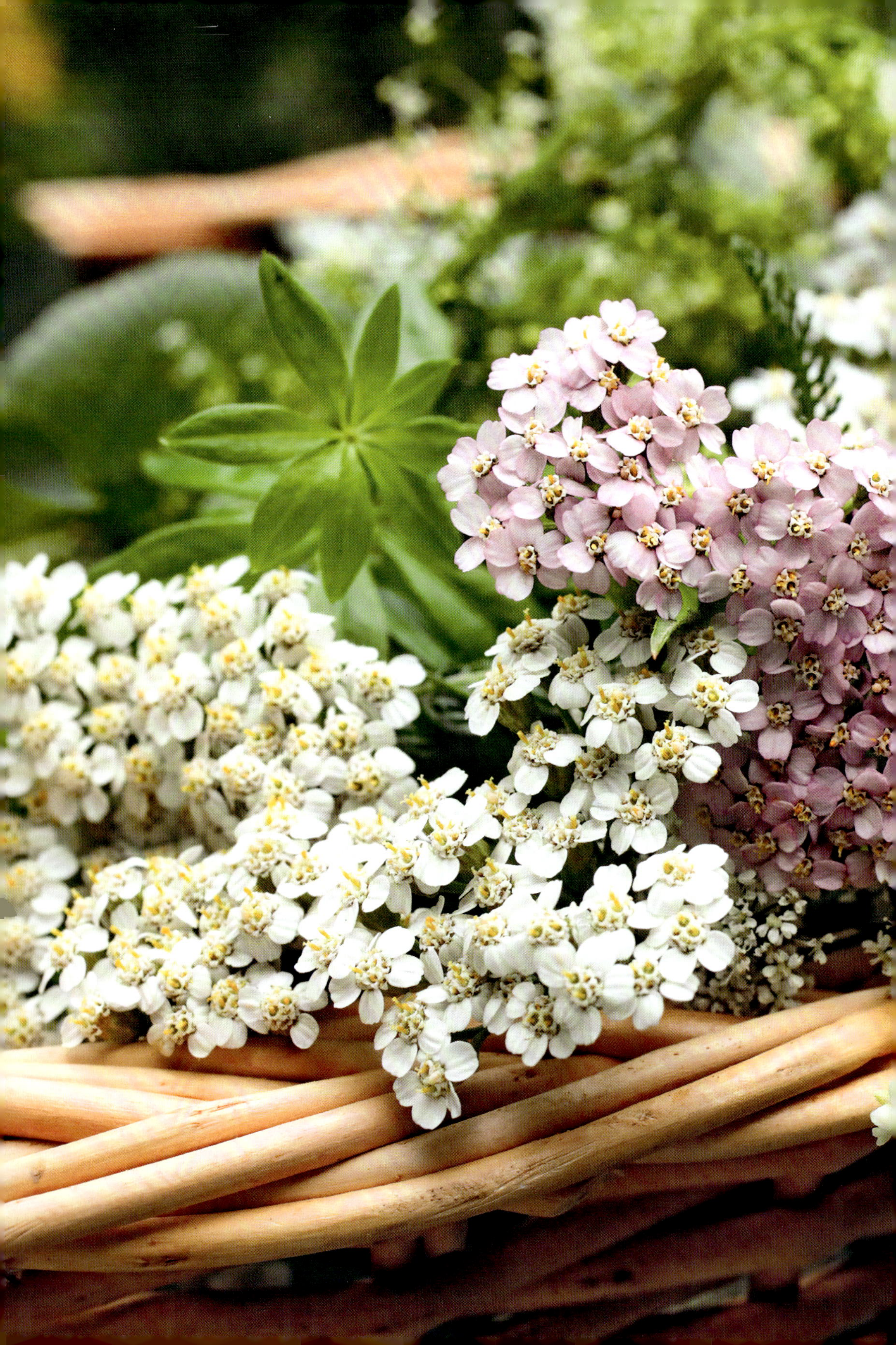

Das Beste aus HEIMISCHEN HEILPFLANZEN

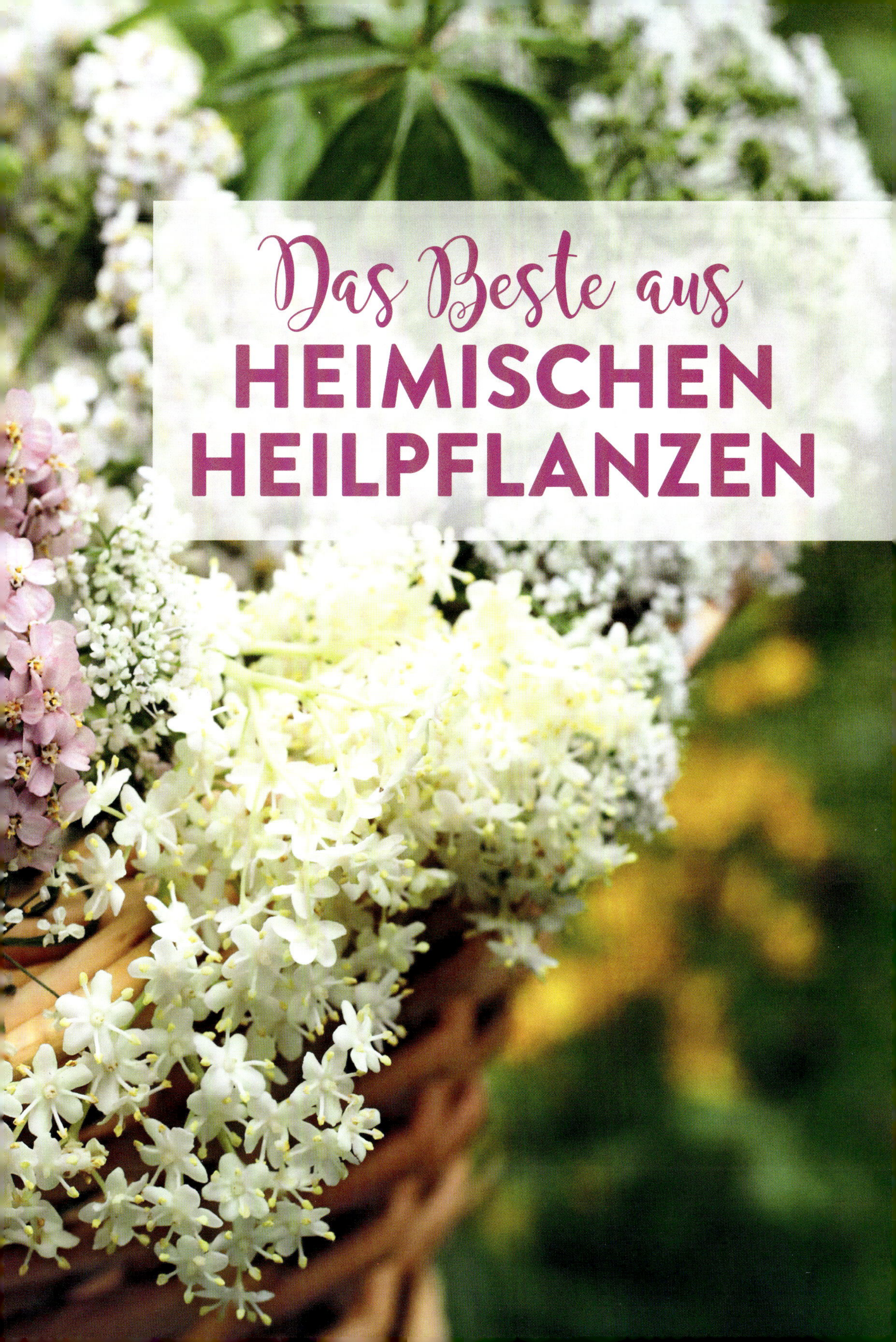

Heilpflanzenauszüge einmal anders

„Warum denn in die Ferne schweifen, wenn das Gute liegt so nah" – dieser oft zitierte Spruch meiner Mutter kommt mir öfter in den Sinn, wenn ich auf ausgedehnten Wiesen- und Waldspaziergängen in meiner Heimat frische Wildpflanzen für die Heilpflanzenauszüge sammle.

Die in diesem Buch beschriebenen wohlschmeckenden Auszüge aus heimischen Wild- und Gartenkräutern in Verbindung mit Süßungsmitteln sind einfach herzustellende, sanfte Hausmittel, welche der Gesunderhaltung und Stärkung des Organismus dienen oder bei leichten Beschwerden, etwa Erkältungssymptomen, therapiebegleitend eingesetzt werden können.

Aber was ist überhaupt ein **Kräuterauszug**? Bei einem Auszug wird der erwünschte Wirkstoff aus der Pflanze herausgelöst. Das kann mittels wässriger, öliger oder alkoholischer Lösungsmittel erfolgen.

Ein Korb voller Wirkstoffe – all diese Pflanzenarten und noch mehr werden in verschiedenen Rezepturen ab Seite 81 verarbeitet.

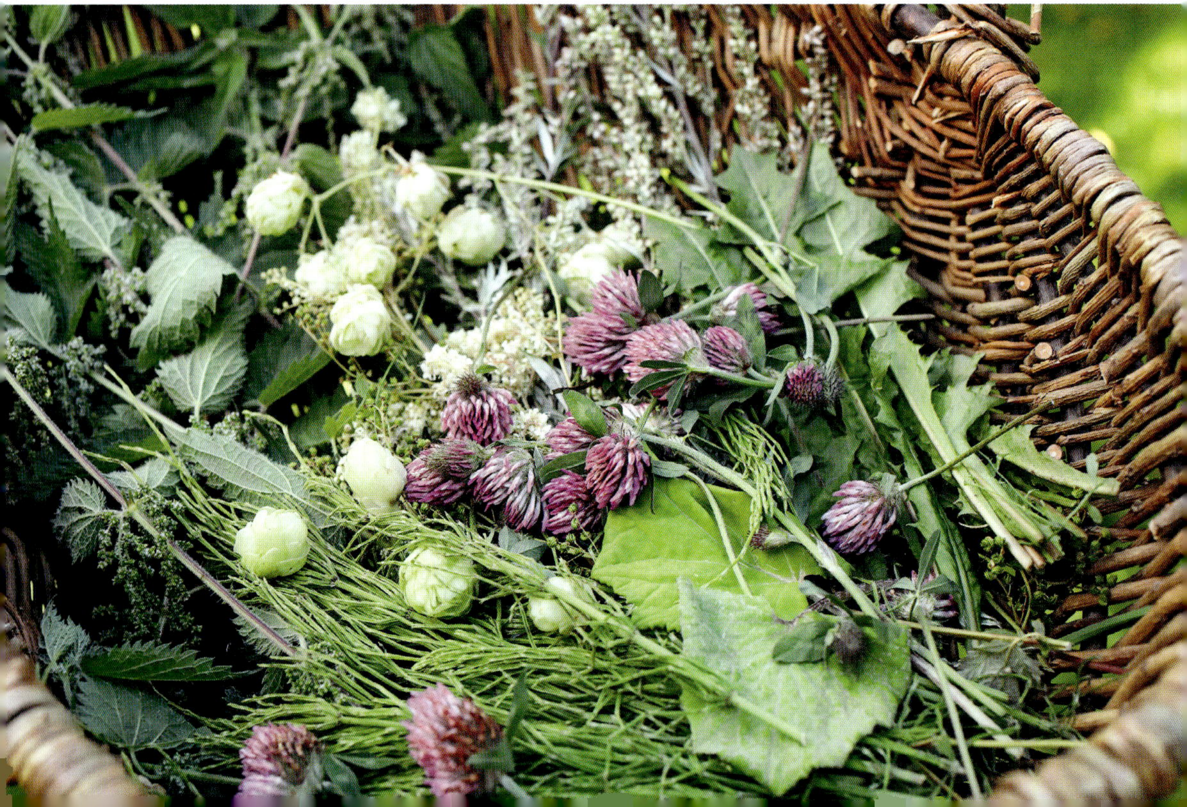

Beispiele sind die Tinktur, bei der die heilenden Inhaltsstoffe aus der Pflanze mit Hilfe von hochprozentigem Alkohol extrahiert werden, oder ganz einfach ein Tee aus heißem Wasser und Kräutern.
Der Vorteil der hier beschriebenen **süßen Heilpflanzenauszüge** ist, dass sie alkoholfrei sind und leicht mit Wasser oder Saft verdünnt werden können. Man kann sie unkompliziert herstellen, sie sind eine gewisse Zeit haltbar und schmecken außerdem lecker. Die sorgfältig ausgewählten Rohstoffe innerhalb der abgestimmten Rezepturen versorgen Ihren Körper mit hochwertigen pflanzlichen Nährstoffen. Zu den süßen Heilpflanzenauszügen gehören Honigauszüge, Oxymel, Sirupe oder Tonixiere. In Honigauszügen kommen die gesundheitsrelevanten Stoffe des Bienenproduktes zum Tragen. Oxymel ist ein altes Heilmittel aus Honig und Apfelessig, unter Sirup versteht man einen eingedickten Zuckersaft und ein Tonixier besteht aus Wasser, drei Kräutern und einem Süßungsmittel. Den Begriff Tonixier habe ich selbst kreiert, es ist eine Wortschöpfung aus Tonikum und Elixier. Näheres zu den Varianten erfahren Sie dann in den jeweiligen Kapiteln.
Ich verwende in meinen Rezepten keinen raffinierten Zucker, sondern alternative Süßungsmittel. Das sind beispielsweise Apfel- und Birnendicksaft oder Gerstenmalzsirup. Diese Süßungsmittel bevorzuge ich, weil sie durch ihre verschiedenartigen Geschmäcker und ihre unterschiedliche Konsistenz sehr viele Anwendungsmöglichkeiten bieten. Zudem versorgen sie unseren Organismus mit Energie und einem großen Spektrum an Vitalstoffen. Um regionale Landwirtschaft und Handel zu stärken, versuche ich, wann immer möglich, den hiesigen Süßungsmitteln den Vorrang zu geben.
Im Gegensatz zu „viel hilft viel" ist mein Grundsatz eher „weniger ist mehr". Deshalb bilden in diesem Buch nahezu immer drei sorgfältig aufeinander abgestimmte Wild- oder Gartenpflanzen ein Trio, welches Sie zur Herstellung der Heilpflanzenauszüge im Rhythmus des Jahreslaufes zeitgleich ernten können. Dazu passende regionale Süßungsmittel sorgen für zusätzliche Wirkstoffe, einen guten Geschmack und auch die Haltbarkeit.

Lecker und gesund

Warum bei Unwohlsein oder leichten Alltagsbeschwerden zur Gesundheitsfürsorge nicht erst einmal zu selbst hergestellten Mitteln wie beispielsweise Oxymel, Sirup & Co. greifen? Sie stärken außerdem den Organismus und das Immunsystem, bringen den Stoffwechsel in Schwung und regen die Selbstheilungskräfte an.

Die hier vorgestellten Heilpflanzenauszüge sind nicht labortechnisch geprüft. Ursprung ist die Erfahrungsheilkunde. Sie sind frei von Duft-, Farb- und Konservierungsstoffen. Natur und Umwelt werden geschont. Hinzu kommt, dass sie fast immer preiswerter als fertig gekaufte Produkte sind, keine langen Transportwege benötigen und Verpackungsmaterial eingespart werden kann.

HEIMISCHE WILD- UND GARTENPFLANZEN VERWENDEN

Wie einfach und unkompliziert es doch ist, ein Rezept beispielsweise mit unserem Löwenzahn, dem Ginseng des Westens, umzusetzen. Alle hier vorgestellten Pflanzen lassen sich frisch in der freien Natur oder kultiviert im Garten ernten oder zum Teil auf dem Wochenmarkt erwerben. Sind Sie unsicher beim Bestimmen und selbst Sammeln oder bevorzugen Sie getrocknete Ware, erhalten Sie diese in guter Qualität im Reformhaus, Bioladen oder in der Apotheke. Ich empfehle Ihnen aber, wann immer die Möglichkeit besteht, die Pflanzen so frisch wie möglich zu verwenden, weil in diesen noch der höchstmögliche Anteil an wertgebenden Inhaltsstoffen vorhanden ist.

INHALTSSTOFFE DER PFLANZEN

Die Wirkstoffgruppen von Pflanzen bestehen im Wesentlichen aus primären Pflanzenstoffen (PPS) und sekundären Pflanzenstoffen (SPS) sowie aus Vitaminen, Mineralstoffen und Spurenelementen.

Primäre Pflanzenstoffe

Die primären Pflanzenstoffe, also Kohlenhydrate, Fette und Eiweiße, sichern den Basisstoffwechsel. Sie werden zur Synthese der Zellbestandteile gebraucht und sind die Grundlage für das Leben der Pflanzen. Aus den primären Pflanzenstoffen leiten sich die sekundären Pflanzenstoffe ab.

Sekundäre Pflanzenstoffe: mehr als die Summe aller Teile

Die sekundären Pflanzenstoffe, in der Naturheilkunde unter Phytaminen bekannt, dienen unter anderem dem Schutz der Pflanzen

(also beispielsweise dem Schutz vor Fraßschäden oder vor zu viel UV-Licht und Verdunstung) oder dem Anlocken von pollenverbreitenden Insekten. Sekundäre Pflanzenstoffe sichern somit der Pflanze das Überleben.
Aber auch Phytohormone gehören in diese Gruppe. Sie regulieren unter anderem die Entwicklung, wie z. B. Reifung und Alterung. Bestimmt ist Ihnen bekannt, dass Bananen, neben Äpfeln gelagert, schneller reifen. Der Grund dafür ist Ethylen, ein Phytohormon, welches den Reifeprozess von diversen Früchten fördert.
Während des Wachstums bildet die Pflanze sekundäre Pflanzenstoffe in unterschiedlicher Konzentration in Blüten, Früchten, Blättern, Stängeln, Wurzeln oder Rinde aus. Je nach Standort, klimatischen Bedingungen, Reifegrad und Erntezeitpunkt können die SPS, welche übrigens tatsächlich nur von Pflanzen gebildet werden können, Schwankungen unterliegen. Immer erst das Zusammenspiel der in einer Pflanze gebildeten Stoffe macht ihre Wirkung aus. Zahlreiche Studien belegen gesundheitsfördernde Wirkungen.

Pflanzliche Wirkstoffe, kurz erklärt

Pflanzen bilden Stoffe, die für sie essenziell oder zumindest nützlich sind. Durch den Verzehr von Pflanzen können Sie die unterschiedlichen Wirkungen auf den menschlichen Organismus für sich nutzen. Vieles kennen Sie sicher schon aus Fernsehdokumentationen oder aus Büchern bzw. Beiträgen von Fachzeitschriften aus der Ernährungswissenschaft.

Anthocyane zählen zur Gruppe der Flavonoide. Sie verleihen Blüten, Früchten und Gemüse ihre intensiv roten, violetten, blauen oder blauschwarzen Farben. Als kraftvollste Antioxidantien der Natur sollen sie in der Ernährung des Menschen die Zellen vor Alterung und Entartung schützen.

Antioxidantien sind in der Lage, freie Radikale zu neutralisieren. Freie Radikale werden natürlicherweise bei allen Stoffwechselvorgängen gebildet sowie durch toxische Umwelteinflüsse. Ein Übermaß davon kann unterschiedliche Krankheiten auslösen.

Ätherische Öle beinhalten ein sehr breitgefächertes Wirkstoffspektrum. Die Anwendungen können z. B. entspannende, verdauungs- oder durchblutungsfördernde Wirkung haben.

Bitterstoffe regen die Produktion der Verdauungssäfte in Mund, Magen, Leber und Bauchspeicheldrüse an. Damit unterstützen sie die gesamte Verdauungstätigkeit. Gleichzeitig wirken sie gärungs- und fäulnishemmend und verbessern die Resorption von Nährstoffen im Darm.

Chlorophyll ist in allen grünen Pflanzenteilen enthalten. Beim Menschen soll es die Blutbildung und den Energielevel positiv beeinflussen.

Cumarine verbessern die Fließeigenschaften des Blutes und fördern die Durchblutung bis in die feinsten Kapillaren.

Enzyme sind Biokatalysatoren und praktisch an allen pflanzlichen, tierischen und menschlichen Stoffwechselvorgängen beteiligt.

Flavonoide wandeln freie Radikale um. Diese sogenannte antioxidative Wirkung hat einen positiven Einfluss auf alle unsere Zellen. Zudem zeigen Flavonoide eine entzündungshemmende, schweiß- und harntreibende Wirkung.

Gerbstoffe wirken adstringierend, das heißt zusammenziehend, austrocknend und keimhemmend, wodurch Entzündungen gelindert werden können. Die Wundheilung wird gefördert. Innerlich wirken sie gegen Durchfall und können die Aufnahme von Toxinen, welche unter anderem durch Keime im Darm entstehen, verhindern.

Mineralstoffe und Spurenelemente nehmen am gesamten Stoffwechselgeschehen teil und sind für dessen reibungsloses Funktionieren unerlässlich.

Phytohormone können beim Menschen hormonähnlich wirken. In ihrer chemischen Struktur ähneln sie den Hormonen Östrogen bzw. Progesteron und docken dementsprechend an den Hormonrezeptoren an.

Polyphenole zeigen eine gefäßerweiternde, entspannende und durchblutungsfördernde Wirkung. Die hohe antioxidative Kraft kann in der Lage sein, den Organismus in seiner Regeneration und Leistungsfähigkeit zu unterstützen.

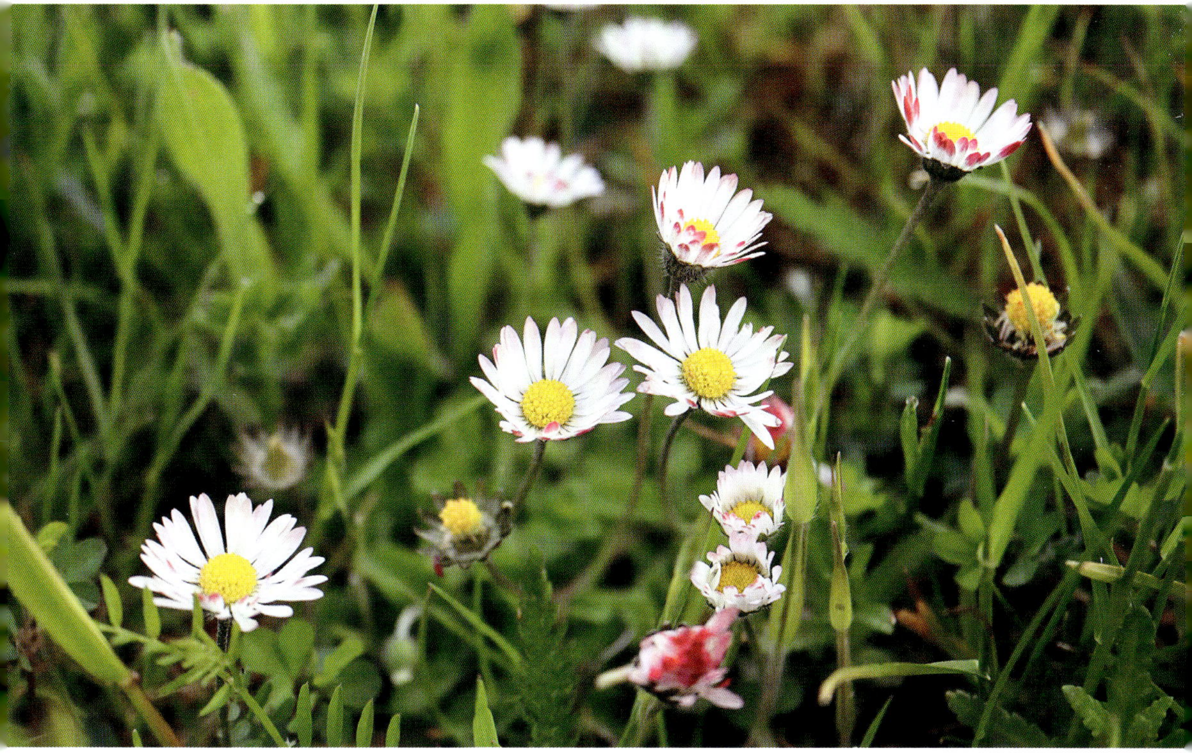

Gänseblümchen enthalten Flavonoide und Saponine.

Salicylsäure-Verbindungen zeigen entzündungshemmende und schmerzlindernde Eigenschaften.

Saponine weisen schleimlösende und auswurffördernde Wirkungen auf.

Schleimstoffe schützen die Schleimhäute in Mund und Rachen, Magen und Darm. Sie können abführend oder stopfend, reiz- und schmerzlindernd wirken.

Senfölglykoside fördern lokal die Durchblutung. Sie schmecken gut, wirken desinfizierend, keimtötend und fördern die Wundheilung.

Vitamine sind für den Menschen lebensnotwendige, also essenzielle Stoffe. Der Körper kann die meisten davon nicht oder nur unzureichend selbst erzeugen. Sie müssen regelmäßig mit der Nahrung zugeführt werden.

WILDPFLANZEN SAMMELN

Voraussetzung für das Sammeln von Wildpflanzen ist das sichere Bestimmen (Hinweise zu Bestimmungsbüchern und Empfehlungen für Kräuterexkursionen finden Sie im Service ab Seite 153). Falls Sie bei der ein oder anderen Pflanze unsicher sein sollten, ernten Sie diese bitte nicht! Vielleicht sind auch Ihnen schon Geschichten von Genießern vermeintlicher Bärlauchspeisen mit üblem Ausgang zu Ohren gekommen, wenn es sich nicht um Bärlauch, sondern um Maiglöckchen oder Herbstzeitlose gehandelt hat.
An dieser Stelle möchte ich Ihnen einen Tipp geben: Suchen Sie sich einen Weg, auf welchem Sie die Wildpflanzen ein ganzes Jahr in ihrem Vegetationszyklus an ihren natürlichen Standorten beobachten können. Vom beginnenden Wachstum bis zu ihrem Rückzug. Das gibt Ihnen langfristig Sicherheit beim Bestimmen. Achten Sie darauf, dass dieser Weg weder an einer verkehrsreichen Straße noch am Rand konventionell bewirtschafteter Flächen liegt. Nehmen Sie zum Sammeln am besten einen Korb mit, in dem das Pflanzengut locker zu liegen kommt und noch eventuell darin verweilende Insekten die Möglichkeit haben, sich in Ruhe zu entfernen.

Handstraußregel

Beachten Sie beim Sammeln bitte Folgendes: Das Bundesnaturschutzgesetz sieht vor, dass wild lebende Pflanzen an Stellen, die keinem Betretungsverbot unterliegen, in geringem Maß für den persönlichen Bedarf gesammelt werden können. Entnehmen Sie also immer nur wenige Pflanzen – einen „Handstrauß" – aus der Natur.

WILD- UND GARTENPFLANZEN ERNTEN ...

Die Qualität der Pflanzen entscheidet über die Güte Ihres hergestellten Heilmittels. Achten Sie deshalb bei der Ernte auf gesunde und kräftige Pflanzen. Die Stängel einiger Garten- und Wildpflanzen, wie beispielsweise der Schafgarbe, lassen sich bei der Ernte kaum mit den Händen abbrechen und sind deshalb schnell unbeabsichtigt samt Wurzel aus dem Boden gezogen. Benutzen Sie deshalb Schere oder Messer, damit sich die Pflanzen weiterhin ausreichend vermehren können. Achten Sie grundsätzlich beim Ernten auf einen schonenden Umgang mit den Pflanzen und der Umgebung.

Gesammelt wird optimalerweise an warmen, trockenen Spätvormittagen. Waschen Sie staubige oder schmutzige Pflanzen vor der Zubereitung kurz und gründlich. Trocknen Sie sie sanft in einer Salatschleuder oder mit einem Tuch aus Naturmaterialien. Eine Ausnahme bilden hierbei Holunderblütendolden, Mädesüß- und Malvenblüten, denn diese würden durch das Waschen ihren wertgebenden, wohlriechenden Blütenstaub verlieren. Verwerten Sie das Pflanzengut möglichst frisch, noch am selben Tag.

... UND GEGEBENENFALLS TROCKNEN

Überhänge an frischem Pflanzengut eignen sich sehr gut zum Trocknen. Sie bieten Ihnen die Möglichkeit, sich zuhause eine Teeapotheke als Grundausstattung für die häufigsten Beschwerden für Sie selbst oder Ihre Familie und Freunde einzurichten. Dafür sollten die zu trocknenden Pflanzen zuvor nicht gewaschen werden, denn Nässe erschwert den Trocknungsprozess wesentlich. Schütteln Sie die Pflanzen einfach gründlich aus und befreien Sie sie von Staub und Tierchen.

Zu Ihrer Orientierung gebe ich hier eine grob umrissene Einteilung, wie einzelne Pflanzenteile optimal, das bedeutet ohne allzu großen Verlust an wertgebenden Inhaltsstoffen, getrocknet werden. Oberste Priorität ist, dass die Pflanzen möglichst unzerkleinert bleiben.

Das Trocknen von Blüten gelingt am besten, wenn sie auf Naturfasertücher ausgelegt werden. Brauchen Sie vom Pflanzengut nur die Blätter, wie beispielsweise bei Pfefferminze oder Melisse, sollten Sie diese nach der Ernte von den Stängeln abstreifen und einzeln ausliegend auf Drahtgestellen oder wie oben benannt auf Naturfasertüchern trocknen. Möchten Sie jedoch das sogenannte Kraut (oberirdisch wachsende Pflanzenteile) trocknen, können Sie die kompletten Stängel zu kleinen Büscheln gebunden kopfüber aufhängen. Wurzeln lassen sich gut mit einer Nadel durchstechen und können dann mithilfe eines Fadens zum Trocknen aufgehängt werden.

Ist das Pflanzengut vorbereitet, können Sie es an einem trockenen, staubfreien und gut durchlüfteten Platz einige Tage bei Raumtemperatur trocknen. Wenn die Pflanzen beim Reiben zwischen Daumen und Zeigefinger rascheln, ist der Trocknungsprozess beendet.

Das getrocknete Pflanzenmaterial füllen Sie möglichst ganzblättrig locker in ein ausreichend großes, dunkles Schraubdeckelglas ein

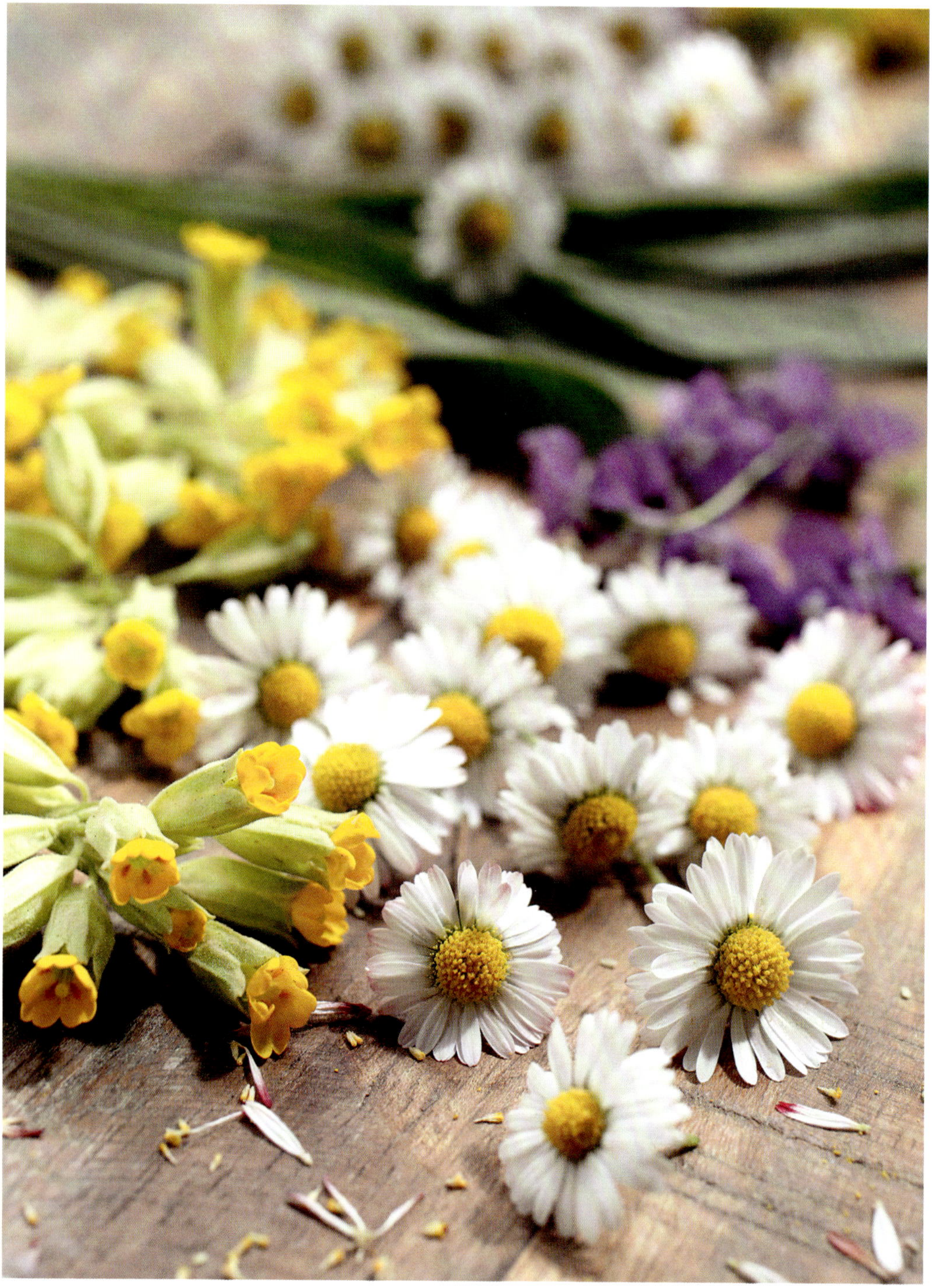

Ernteüberschuss lässt sich durch fachgerechtes Trocknen konservieren.

und rebeln (zwischen den Fingerspitzen zerkleinern) es erst kurz vor der Zubereitung. Die wertgebenden Inhaltsstoffe bleiben bei dieser Form der Lagerung bestmöglich in den Pflanzenzellen erhalten.

WILD- UND GARTENPFLANZEN GETROCKNET KAUFEN

Getrocknete Kräuter werden als Drogen bezeichnet. Bevorzugen Sie beim Kauf ganzblättrige Bio-Ware aus kbA (kontrolliert biologischem Anbau), optimalerweise in Demeter-Qualität. Ganzblattware bewahrt den höchsten Gehalt an Inhaltsstoffen der getrockneten Kräuter. Falls Sie gelegentlich auf vordosierte Teebeutel zurückgreifen wollen, achten Sie auch hier auf beste Qualität.

Nach den strengen Auflagen und Kontrollen des DAB (Deutsches Arzneibuch) zugelassene, freiverkäufliche (Bio-)Arzneimitteltees verfügen neben geprüfter Qualität über standardisierte Inhaltsstoffe. Das bedeutet, es wird gewährleistet, dass der Wirkstoffgehalt der Arzneimitteltees labortechnischen Analysen unterliegt, bevor sie im Verkauf angeboten werden.

Grundsätzlich können Sie anhand von Farbe und Geruch der getrockneten Pflanzenteile auf die Güte der Ware schließen. Besondere Merkmale dabei sind verblasste Pflanzenfarben oder fehlende Aromen beim Zerkleinern von Pflanzen. Handelt es sich um überlagerte bzw. falsch gelagerte Ware, bietet sie Ihnen keine gesundheitlichen Vorteile mehr.

Zur eindeutigen Zuordnung von Pflanzen beim Einkauf im Fachhandel gelten deren wissenschaftliche botanische Bezeichnungen.

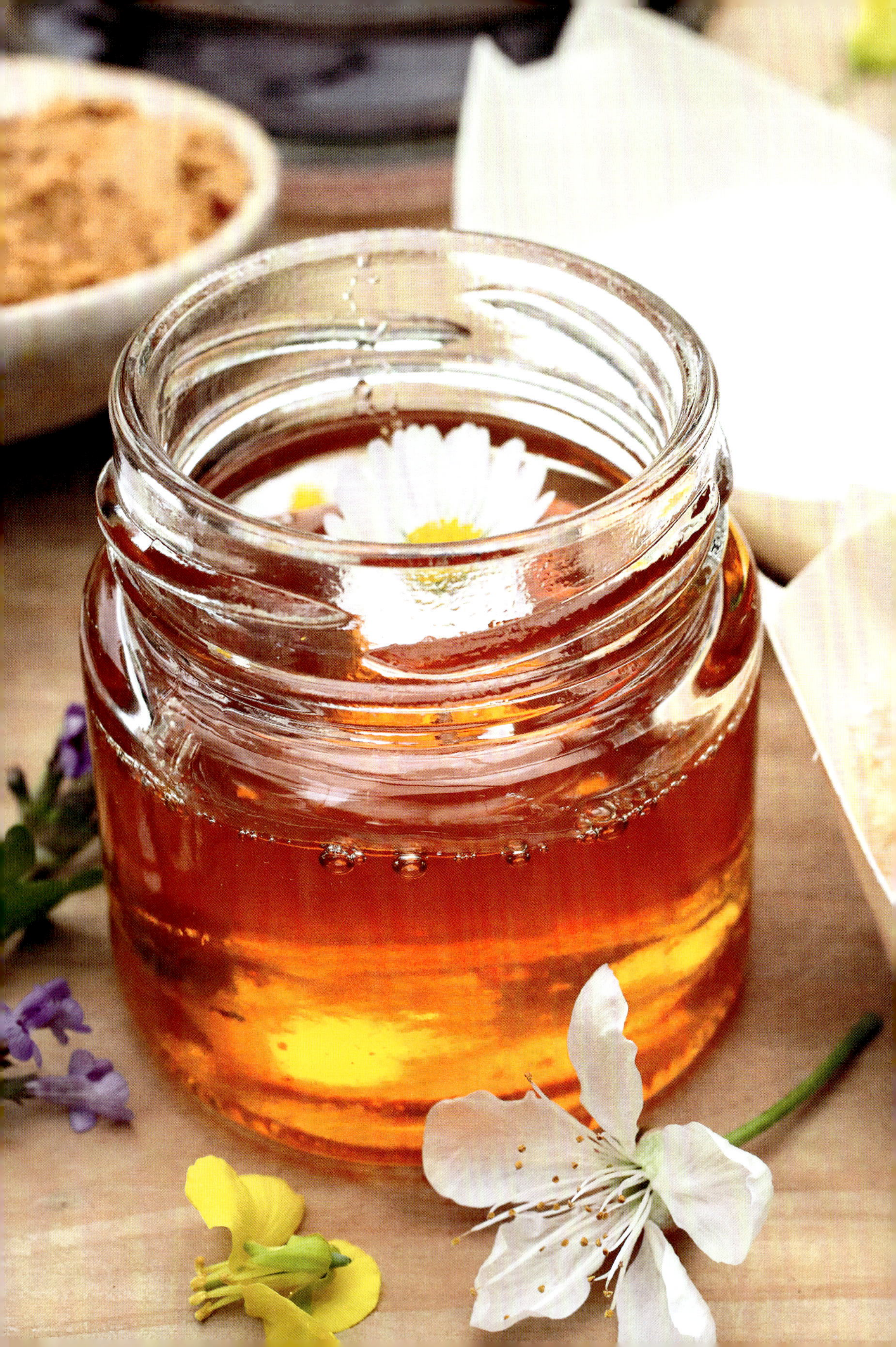

Alternative SÜSSUNGSMITTEL

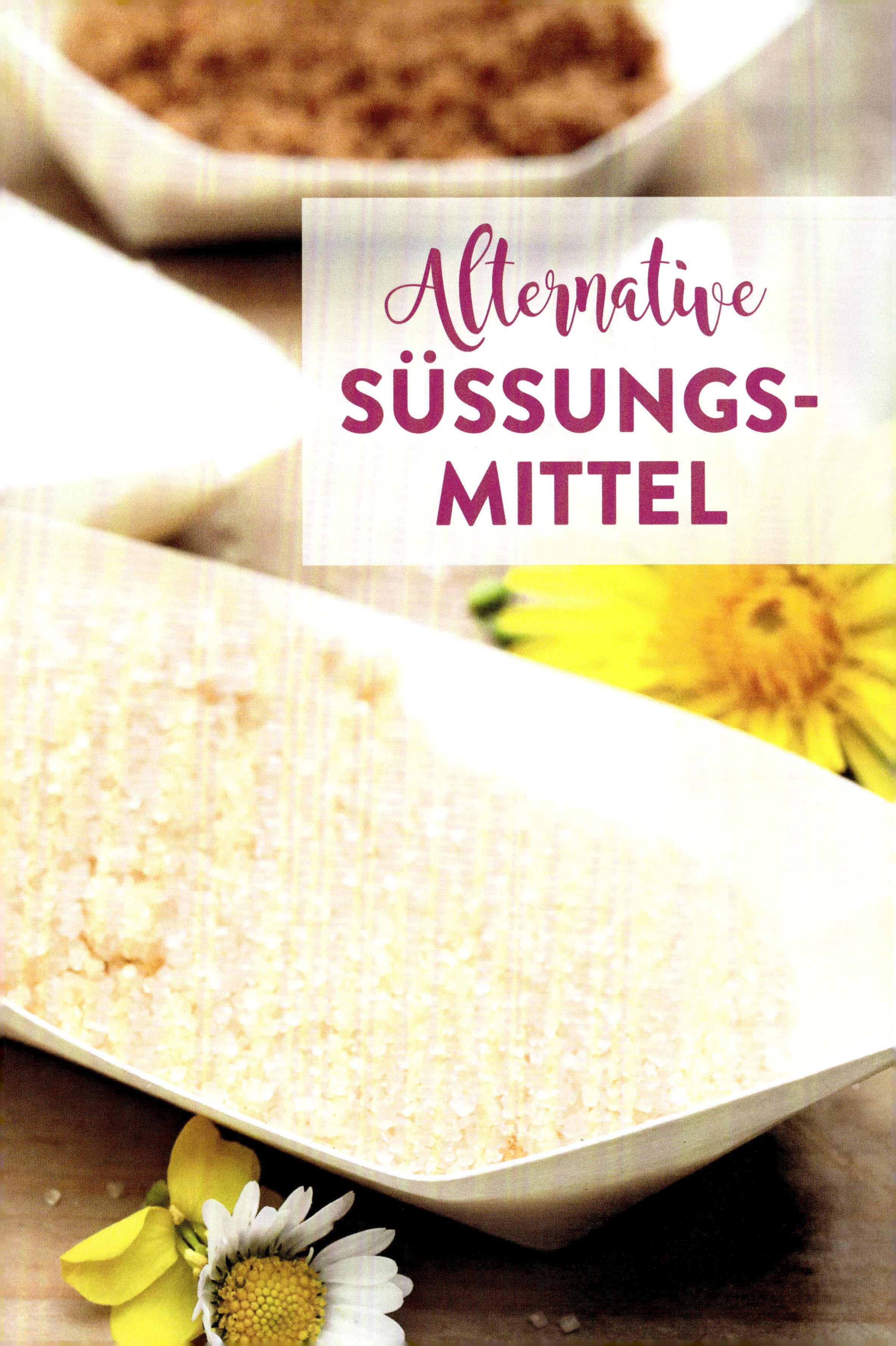

WAS IST EIGENTLICH ZUCKER?

Möglicherweise haben Sie vor Ihrem Fenster eine „Zuckerfabrik" stehen – einen Baum, in dessen Tausenden von Blättern von uns allen unbemerkt über die Photosynthese Zucker (und dazu der lebensnotwendige Sauerstoff) hergestellt werden. Schritt für Schritt zeige ich Ihnen die Vielfalt der zuckerproduzierenden Pflanzen und die daraus gewonnenen Süßungsmittel auf. Doch zunächst zu den Ursprüngen.

Photosynthese, wir haben es alle in der Schule gelernt, ist die Umwandlung von Sonnenlicht in biochemische Energie. **Vereinfacht** dargestellt bedeutet dies:
In allen grünen Pflanzenteilen enthaltenes Chlorophyll, sogenanntes Blattgrün, ist an Chloroplasten gebunden. Innerhalb dieser findet der Umbau aus Sonnenlicht, Wasser (H_2O) und Kohlendioxid (CO_2) aus der Luft zu Zucker statt. Während dieses Prozesses setzt die Pflanze automatisch Sauerstoff (O_2) frei. Der gewonnene Zucker (Glukose) ist die entscheidende Energiequelle für alle Lebensprozesse der Pflanze. Nicht verbrauchte Glukose (ein Einfachzucker, Monosaccharid) speichert sie als Reservestoff in Form von Stärke (ein Mehrfachzucker, Polysaccharid). Speicherorte sind meist die Wurzeln. Sowohl Einfachzucker als auch Mehrfachzucker zählen zu den Kohlenhydraten.
Und was passiert mit den Kohlenhydraten im menschlichen Organismus? Mithilfe von Enzymen werden die Einfachzucker (Fruktose und Glukose) im menschlichen Organismus direkt verstoffwechselt, während die zwei- und mehrfachen Zuckermoleküle zuvor im Darm wieder in Einfachzucker aufgespalten werden. Danach gelangen sie über den Blutkreislauf zur Energiegewinnung in all unsere Zellen. Nicht verbrauchte Kohlenhydrate wandelt der Organismus in Fett um.

Glukose

Glukose (ein Einfachzucker), auch als Glucose, Traubenzucker oder Dextrose bezeichnet, liegt natürlicherweise in Obst, Gemüse, Getreide und in Honig vor. Sie ist der wichtigste Energielieferant für unsere Zellen in Gehirn und Muskeln. Sie gelangt über den Darm sehr schnell ins Blut und bringt uns sofortige Energie für körperliche Aktivitäten und Konzentration. Allein für kognitive Prozesse (Denken) verbraucht der Organismus bis zu zwei Drittel der aufgenommenen Glukose täglich. Um Glukose aus dem Blut in die Zellen zu schleusen, schüttet die Bauchspeicheldrüse das Hormon Insulin aus. Insulin hat praktisch eine Schlüsselfunktion für den Blutzuckerspiegel.

Fruktose

Fruktose (ein Einfachzucker), auch als Fructose oder Fruchtzucker bezeichnet, wird von Pflanzen in Früchten (Obst) und Gemüse gebildet, kommt aber auch in Honig vor. Nach dem Verzehr wird sie langsamer als Glukose und nahezu insulinunabhängig verstoffwechselt. Sie schmeckt doppelt so süß wie Glukose und wurde lange Zeit für Diabetiker empfohlen. Mittlerweile ist jedoch bekannt, dass speziell industriell gewonnene Fruktose, welche sehr oft Fertigprodukten zugesetzt wird, in größeren Mengen genossen, zu sowohl Übergewicht als auch Fettleber und infolgedessen weiteren Erkrankungen führen kann.

Maltose

Maltose (Zweifachzucker aus zwei Glukose-Molekülen), auch als Malzzucker bezeichnet, entsteht auf natürliche Weise während der Keimung von Getreide, wie zum Beispiel der Gerste. Auch in Honig kommt Maltose vor. Sie schmeckt karamellartig und ist weniger süß als Fruktose.

Saccharose

Saccharose (Zweifachzucker aus je einem Molekül Glukose und Fruktose) liegt natürlicherweise unter anderem in Zuckerrüben und Zuckerrohr vor und wird in diesen als Reservestoff gespeichert. Nach dem Verzehr wird sie im Darm wieder in Einfachzucker gespalten, um dann verstoffwechselt zu werden. Aus Saccharose wird Haushaltszucker (entweder roh oder raffiniert) hergestellt.

Haushaltszucker

Rieselfähiger Haushaltszucker (Saccharose) wird aus Zuckerrüben oder Zuckerrohr gewonnen und im Handel in unterschiedlichen Qualitäten angeboten. Beim Rohrohrzucker sind die Kristalle noch nicht vollständig vom anhaftenden Pflanzensaft befreit, er ist dadurch leicht bräunlich und enthält noch Vitamine, Mineralien und Spurenelemente.

In der Lebensmittelproduktion nimmt der weiße, kostengünstige, raffinierte Haushaltszucker den größten Anteil ein. Bis dieser im Verkauf angeboten wird, sind viele unterschiedliche Arbeitsschritte, Raffination genannt, notwendig, sodass außer einer enormen Süßkraft nur noch „leere“ Kalorien, ohne wertgebende Inhaltsstoffe, vorhanden sind. Der übermäßige Verzehr davon belastet unseren Organismus und kann zu gesundheitlichen Nachteilen führen. Oft reagieren Kinder auf einen zu hohen Konsum von raffiniertem Haushaltszucker und den damit ansteigenden Adrenalinspiegel mit Überaktivität. Kommt noch Bewegungsmangel hinzu, kann dies zu Diabetes Typ 2 führen.

Die Deutsche Gesellschaft für Ernährung (DGE) empfiehlt aus diesen Gründen eine maximale Zuckerzufuhr von 50 g pro Tag, die Weltgesundheitsorganisation (WHO) sogar nur 25 g pro Tag. Der tatsächliche Pro-Kopf-Verbrauch in Deutschland liegt bei rund 100 g täglich. 100 g weißer Haushaltszucker enthalten 400 kcal (1675 kJ).

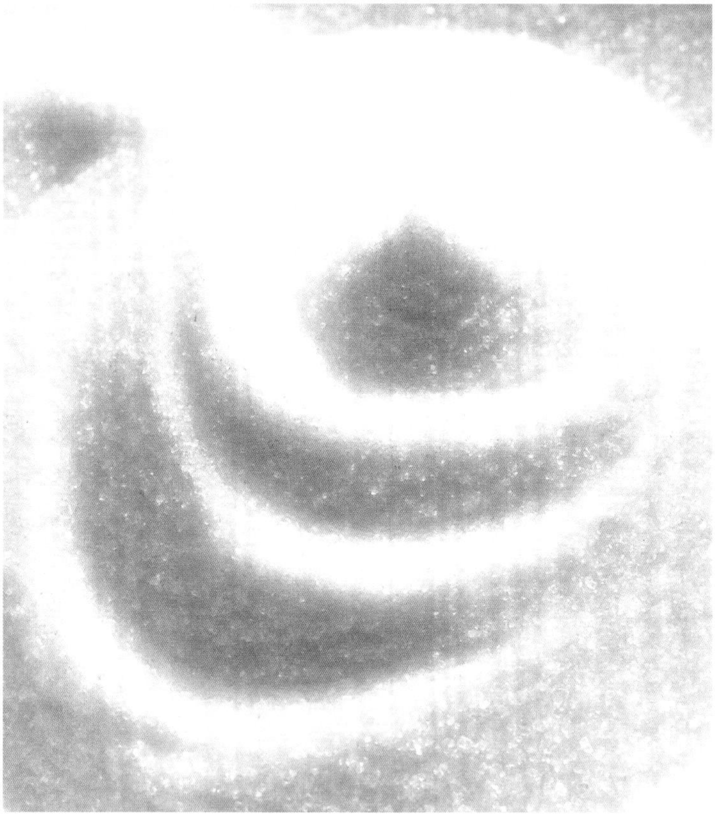

Klassischer Haushaltszucker

NATÜRLICHE SÜSSE AUS PFLANZEN

Es gibt eine große Auswahl an naturbelassenen Süßungsmitteln, die Ihnen eine sinnvolle Möglichkeit bieten, gesundheitsbewusster zu süßen. Durch die vielfältigen Einsatzmöglichkeiten und die mannigfaltigen Aromen finden Sie hier neue Geschmackserlebnisse. Außerdem bereichern alternative Süßungsmittel – im Gegensatz zum raffinierten Haushaltszucker – den Organismus mit den unterschiedlichsten Nährstoffen.

In Maßen genossen können natürliche Süßungsmittel sogar der Gesundheit förderlich sein. Insbesondere in den selbst hergestellten Hausmitteln sind sie eine echte Alternative zu raffiniertem Haushaltszucker. Sie enthalten in den Pflanzen gebildete Vitalstoffe, wie zum Beispiel Vitamine, Mineralstoffe, Spurenelemente, primäre und sekundäre Pflanzenstoffe sowie Chlorophyll.
Im Sinne eines ökologischen Handelns möchte ich in diesem Kapitel ausdrücklich auf den Einsatz heimischer alternativer Süßungsmittel hinweisen. Einige davon führen bislang (noch) ein Nischendasein. Bei deren Kauf lohnt sich ein kritischer Blick auf das Etikett bezüglich des Herkunftslandes: Oft werden Produkte, welche aus regionalem Anbau erhältlich sind, aus nicht-EU-Ländern importiert. Wegen der sehr strengen Richtlinien und Qualitätsvorgaben, von der Produktion bis zum Verkauf, macht es aber durchaus Sinn, sich für heimische Ware zu entscheiden. Aufgrund der Präsenz im Handel möchte ich nachfolgend auch alternative Süßungsmittel, die nur aus fernen Ländern zu beziehen sind, wie etwa Agavendicksaft, kurz erklären.

Angaben zu den Nährwerten

Aus Pflanzen gewonnene Süßungsmittel unterliegen in der Regel unterschiedlichen Deklarationsvorgaben zu Nährwertgehalten. Diese sind immer vom Reifegrad bei der Ernte und den klimatischen Verhältnissen abhängig. Deshalb sind die nachfolgenden Angaben bei den Nährwerten gerundete Durchschnittswerte. Die Angaben zu „Kohlenhydrate, davon Zucker" beziehen sich auf die Differenz zwischen Kohlenhydraten und Zucker. Als Zucker sind hier Ein- und Zweifachzucker angegeben, als Kohlenhydrate Stärke, also Mehrfachzucker, Ballaststoffe und Pektine.

FLÜSSIGE SÜSSUNGSMITTEL

Im Gegensatz zum gekörnten, also kristallinen Zucker bleiben die nicht-kristallinen Süßungsmittel in ihrer flüssigen oder zähflüssigen Form erhalten.

Agavendicksaft

Durchschnittliche Nährwerte bezogen auf 100 g

Brennwert/Energie: 310 kcal/1300 kJ (raffinierter Haushaltszucker: 400 kcal/1675 kJ)

80 g Kohlenhydrate, davon 70 g Zucker

Agavendicksaft, im Handel auch unter Agavensirup deklariert, wird aus den unterschiedlichsten Agavenarten (*Agave*) aus der Familie der Spargelgewächse vorwiegend in den mexikanischen Staaten gewonnen. Das natürliche Vorkommen der Agaven sowie inzwischen auch ausgedehnte kultivierte Flächen erstrecken sich über die Tropen und Subtropen. Zur Saftgewinnung wird aus dem Kern (Herz) der mindestens 8 Jahre alten Agaven der goldgelbe Saft entnommen, gefiltert und durch Erhitzen eingedickt.
Das Aussehen des verkaufsfertigen Dicksaftes kann von sehr hell, fast farblos bis zu hellbraun variieren. Heller Agavendicksaft ist neutral im Geschmack. Je dunkler er in seiner Farbgebung ist, umso stärker entfaltet sich eine karamellartige Note, was jedoch nur einen geringfügigen Einfluss auf den Mineralstoffgehalt aufzeigt. Bei dünnflüssiger Konsistenz zeigt er eine hohe Löslichkeit.
Agavendicksaft enthält Vitamine, Mineralstoffe wie Kalium, Kalzium und Natrium, Spurenelemente und sekundäre Pflanzenstoffe.
Agavendicksaft besitzt eine um 20–25 % intensivere Süßkraft als raffinierter Haushaltszucker und einen niedrigen glykämischen Index. Unter all den alternativen Süßungsmitteln enthält er mit rund 70 % Fruktose den absolut niedrigsten glykämischen Index. In kleinen Mengen ist er, nach Absprache mit dem Diabetologen, für Diabetiker geeignet. Veganer können ihn bedenkenlos zu sich nehmen, Fruktose-Intolerante sollten in der Karenzphase zu Alternativen greifen und danach ihre Toleranzgrenze testen.
Nachhaltigkeitstipp: Im Handel als Bio-Ware erhältlich. Namhafte Hersteller bewirtschaften in den Herkunftsländern (Nicht-EU-Landwirtschaft) Anbauprojekte zu fairen Bedingungen nach den Richtlinien des kontrolliert biologischen Anbaus.

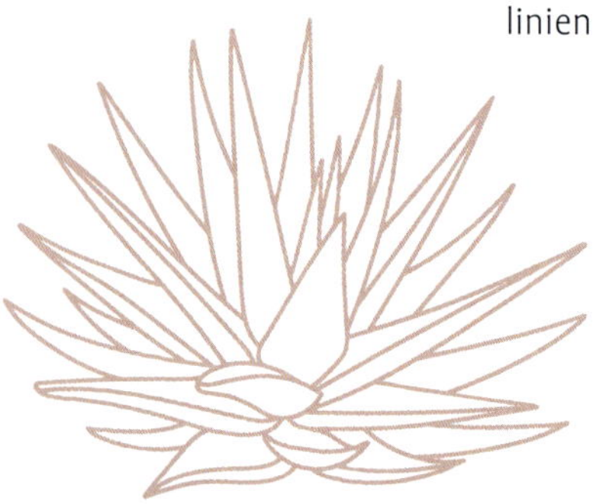

Ahornsirup

Ahornsirup wird von Bäumen des Zucker-Ahorns (*Acer saccharum*) aus der Familie der Seifenbaumgewächse gewonnen. Die weltweit größten Mengen werden in Kanada produziert, er ist aber in ganz Nordamerika heimisch. Zur Sirupherstellung wird dem Stamm der Bäume, ohne diese zu schädigen, mit kleinen Zapfhähnen der Frühjahrssaftstrom entnommen und gesammelt. Aus 40 l dieses Saftes wird 1 l eingedickter Ahornsirup gewonnen.
Im Handel wird Ahornsirup vorwiegend in den Graden A bis C angeboten. Bei der Graduierung spielt unter anderem die Lichtdurchlässigkeit eine wichtige Rolle. Grad A leitet die Ernte im Frühjahr ein und verfügt über die beste Qualität. Er ist von heller Farbe und hoher Lichtdurchlässigkeit sowie mild im Geschmack. Grad C wird später geerntet, ist dunkler, karamellbetonter und kräftiger im Geschmack. Im Mineralstoffgehalt unterscheiden sich die Grade nur geringfügig. Ahornsirup enthält Vitamine, Mineralstoffe wie Kalium, Kalzium und Magnesium, Spurenelemente wie Eisen und sekundäre Pflanzenstoffe. Ahornsirup besitzt eine leicht geringere Süßkraft als raffinierter Haushaltszucker und einen niedrigen glykämischen Index.
Nachhaltigkeitstipp: Im Handel als Bio-Ware erhältlich. Namhafte Hersteller bewirtschaften in den Herkunftsländern (Nicht-EU-Landwirtschaft) Anbauprojekte zu fairen Bedingungen nach den Richtlinien des kontrolliert biologischen Anbaus.

Durchschnittliche Nährwerte bezogen auf 100 g
Brennwert/Energie: 270 kcal/1130 kJ (raffinierter Haushaltszucker: 400 kcal/1675 kJ)

70 g Kohlenhydrate, davon 60 g Zucker

Apfeldicksaft

Äpfel (*Malus*) aus der Familie der Rosengewächse sind hierzulande das beliebteste Obst. Die bunte Vielfalt der unterschiedlichen Sorten begegnet uns täglich auf dem Wochenmarkt, in den Regalen der Lebensmittelgeschäfte, auf Streuobstwiesen oder im eigenen Garten. Schätzungen zufolge werden heute weltweit bis zu 30 000 Apfelsorten kultiviert, davon allein in Deutschland zwischen 1500 und 2 000.
Zur Herstellung von Apfeldicksaft, im Handel oft auch als Apfelsüße deklariert, wird Apfelsaft aus unterschiedlichen Apfelsorten durch schonendes Einkochen auf mindestens die Hälfte seines Volumens reduziert. Auf diesem Weg entsteht ein sirupartiger Dicksaft von dunkler Farbe, in welchem Sie die Aromen und fruchteigenen Säuren der Äpfel intensiv herausschmecken.
Nach dem Einkochen sind die natürlichen Inhaltsstoffe der Äpfel noch in Anteilen vorhanden. Zur Unterstützung der Abwehrkräfte ist das Vitamin C zu nennen. Beta-Carotin, eine pflanzliche Vorstufe

Durchschnittliche Nährwerte bezogen auf 100 g
Brennwert/Energie: 340 kcal/1400 kJ (raffinierter Haushaltszucker: 400 kcal/1675 kJ)

80 g Kohlenhydrate, davon 75 g Zucker

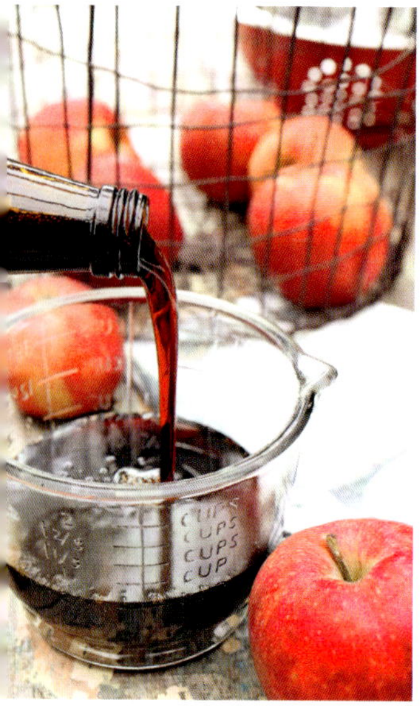

Apfeldicksaft

des fettlöslichen Vitamins A, auch Provitamin A genannt, schützt die Schleimhautzellen der Atemwege und des Darms. Vitamin E wiederum gilt als wichtiger Zellschutz und Antioxidans gegen entzündliche Prozesse im Organismus. Pektine (prebiotische Ballaststoffe) sind wichtige Begleitstoffe für den Aufbau bzw. Erhalt des gesunden Mikrobioms. Sie „füttern" sozusagen die Darmbakterien, was sehr nützlich ist, sitzen doch rund 80 % der Abwehrzellen im Mikrobiom. Daneben erweichen sie den Stuhl und sorgen für eine beschleunigte Darmpassage.
Apfeldicksaft enthält reichlich Mineralstoffe wie Kalium, Magnesium, Kalzium und Spurenelemente wie Eisen und Zink sowie nicht zu vergessen den sekundären Pflanzenstoff Quercetin, das unter anderem allergische Reaktionen mildert und Entzündungen hemmt.
Apfeldicksaft besitzt eine geringere Süßkraft als raffinierter Haushaltszucker und einen niedrigen glykämischen Index.
In kleinen Mengen ist er, nach Absprache mit dem Diabetologen, für Diabetiker geeignet. Veganer können ihn bedenkenlos zu sich nehmen, Fruktose-Intolerante sollten in der Karenzphase zu Alternativen greifen und danach ihre Toleranzgrenze testen.

Mein Tipp

Apfeldicksaft können Sie auch selbst herstellen: Frische Äpfel entsaften oder Apfelsaft (Direktsaft) aus der Region kaufen und bis ungefähr zur Hälfte seines Volumens für einige Stunden einkochen lassen. Bei 75 °C in saubere, zuvor heiß ausgespülte Flaschen füllen. Luftdicht verschlossen, dunkel und kühl gelagert ist er nach dem Pasteurisieren etwa 1 Jahr haltbar. Nach dem Öffnen im Kühlschrank lagern und innerhalb weniger Tage verbrauchen.

Rezepturen mit Apfeldicksaft

Abwehr stärken im Frühsommer (Seite 85), Trockener Reizhusten (Seite 99), Darmgesundheit (Seite 103).

Bitte beachten: Bei übermäßigem Verzehr kann Apfeldicksaft abführend wirken. Vorsicht bei einer Allergie auf Äpfel.
Nachhaltigkeitstipp: Im Handel als Bio-Ware aus deutscher Landwirtschaft erhältlich. Achten Sie beim Herkunftsland auf die Deklaration, teils aus EU- und Nicht-EU-Landwirtschaft.

Aprikosensirup

Aprikosen, die samthäutigen, orangegelben Früchte des Hochsommers, fallen uns beim Besuch des heimischen Wochenmarktes meist freudig ins Auge. Als wärmeliebende, aber auch sehr frostempfindliche Pflanze gedeiht der Aprikosenbaum (*Prunus armeniaca*) aus der Familie der Rosengewächse hierzulande in milden Weinbauregionen am besten. In Österreich unter dem Namen Marille bekannt, wird sie dort, wie auch im benachbarten Südtirol, Italien, Frankreich und Spanien in bedeutenden Mengen angebaut. Weltweit liegen jedoch in der Türkei die größten Anbaugebiete.

Industriell wird Aprikosensirup in der Regel aus getrockneten Aprikosen hergestellt. Diese werden mit Wasser eingekocht, gepresst, gefiltert und der entstandene Saft zu Sirup eingedickt. Aprikosensirup schmeckt bemerkenswert süß mit fruchtigen Aromen und einer leichten Säure.

Er punktet neben Vitamin C, E und Vitaminen der B-Gruppe vor allem mit seinem hohen Gehalt an Beta-Carotin, einer pflanzlichen Vorstufe von Vitamin A. Beta-Carotin wird auch Provitamin A genannt. Das fettlösliche Provitamin A wird vom Körper in Vitamin A umgewandelt und fördert den gesunden Hautstoffwechsel. Nicht von ungefähr steht die Aprikose in China als Symbol für die weibliche Schönheit. Zudem wird die Beta-Carotin-Einnahme in Fachkreisen als vorbeugende Maßnahme für die Herzgesundheit empfohlen. Genauso sorgen weitere natürliche Begleitstoffe wie die Mineralstoffe Kalium und Magnesium für muskuläre Entspannung und können zu einer normalen Herz-Kreislauf-Funktion beitragen.

Das enthaltene Spurenelement Eisen, welches als blutbildender Nährstoff die körpereigene Sauerstoffversorgung des Körpers unterstützt, rundet die gesundheitlichen Vorteile ab.

Aprikosensirup besitzt eine geringere Süßkraft als raffinierter Haushaltszucker und einen niedrigen glykämischen Index.

In kleinen Mengen ist er, nach Absprache mit dem Diabetologen, für Diabetiker geeignet. Veganer können ihn bedenkenlos zu sich nehmen, Fruktose-Intolerante sollten in der Karenzphase zu Alternativen greifen und danach ihre Toleranzgrenze testen.

Nachhaltigkeitstipp: Im Handel als Bio-Ware erhältlich. Namhafte Hersteller bewirtschaften in den Herkunftsländern (Nicht-EU-Landwirtschaft) Anbauprojekte zu fairen Bedingungen nach den Richtlinien des kontrolliert biologischen Anbaus.

Durchschnittliche Nährwerte bezogen auf 100 g

Brennwert/Energie: 270 kcal/1130 kJ (raffinierter Haushaltszucker: 400 kcal/1675 kJ)

66 g Kohlenhydrate, davon 42 g Zucker

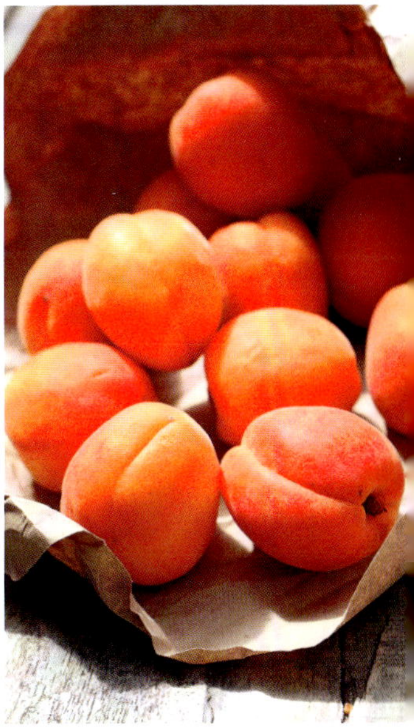

Die Süße von Aprikosen wird im Aprikosensirup konzentriert.

Mein Tipp

Aprikosensirup können Sie auch unkompliziert selbst herstellen: Frische Aprikosen entsaften oder Aprikosensaft (Direktsaft) kaufen und bis ungefähr zur Hälfte seines Volumens für einige Zeit einkochen lassen. Bei 75 °C in saubere, zuvor heiß ausgespülte Flaschen füllen. Luftdicht verschlossen, dunkel und kühl gelagert ist er nach dem Pasteurisieren etwa 1 Jahr haltbar. Nach dem Öffnen im Kühlschrank lagern und innerhalb weniger Tage verbrauchen.

Rezepturen mit Aprikosensirup

Krampfartige Regelbeschwerden (Seite 111), Hautstoffwechsel (Seite 119), Herz und Kreislauf (Seite 121).

Birnendicksaft

Durchschnittliche Nährwerte bezogen auf 100 g

Brennwert/Energie: 300 kcal/1260 kJ (raffinierter Haushaltszucker: 400 kcal/1675 kJ)

71 g Kohlenhydrate, davon 67 g Zucker

Birnen (*Pyrus*) aus der Familie der Rosengewächse gibt es im Handel frisch geerntet im Spätsommer – beispielsweise unter den Namen Abate Fetel, Gute Luise, Conference oder Williams Christ. Zur Herstellung von Birnendicksaft wird naturtrüber Birnensaft aus vollreifen Früchten schonend eingedickt und sein Volumen auf mindestens die Hälfte reduziert. Dabei konzentriert sich die enthaltene Süße, die typischen Geschmacks- und Aromastoffe bleiben erhalten.

Der sehr säurearme Dicksaft mit dem angenehm fruchtig-süßen Aroma sorgt nicht nur für rasche Energiegewinnung. Durch seinen Reichtum an den Vitaminen A, B, C und E ist er ein wahrer Kraftspender. Die Vitamine des B-Komplexes sind an einer Vielzahl wichtiger Stoffwechselvorgänge beteiligt und können wesentlich zu einem gesunden geistigen, nervlichen und körperlichen Wohlbefinden beitragen. Folsäure (Vitamin B9) fördert die Blutbildung und spielt eine große Rolle beim Aufbau von Serotonin, welches als Glückshormon bezeichnet wird und für gute Laune sorgen kann. Gedächtnisleistung und Konzentration werden zusätzlich durch Beta-Carotin (Provitamin A) gefördert. Vorhandene Polyphenole zeigen neben einer entspannenden, gefäßerweiternden und durchblutungsfördernden Wirkung eine hohe antioxidative Wirkung, welche den Organismus in Regeneration und Leistungsfähigkeit unterstützt. Zudem sind Mineralstoffe wie Kalium, Kalzium, Magnesium und Phosphor sowie das Spurenelement Zink enthalten.

Birnendicksaft besitzt eine geringere Süßkraft als raffinierter Haushaltszucker und einen niedrigen glykämischen Index.

In kleinen Mengen ist er, nach Absprache mit dem Diabetologen, für Diabetiker geeignet. Veganer können ihn bedenkenlos zu sich nehmen, Fruktose-Intolerante sollten in der Karenzphase zu Alternativen greifen und danach ihre Toleranzgrenze testen.

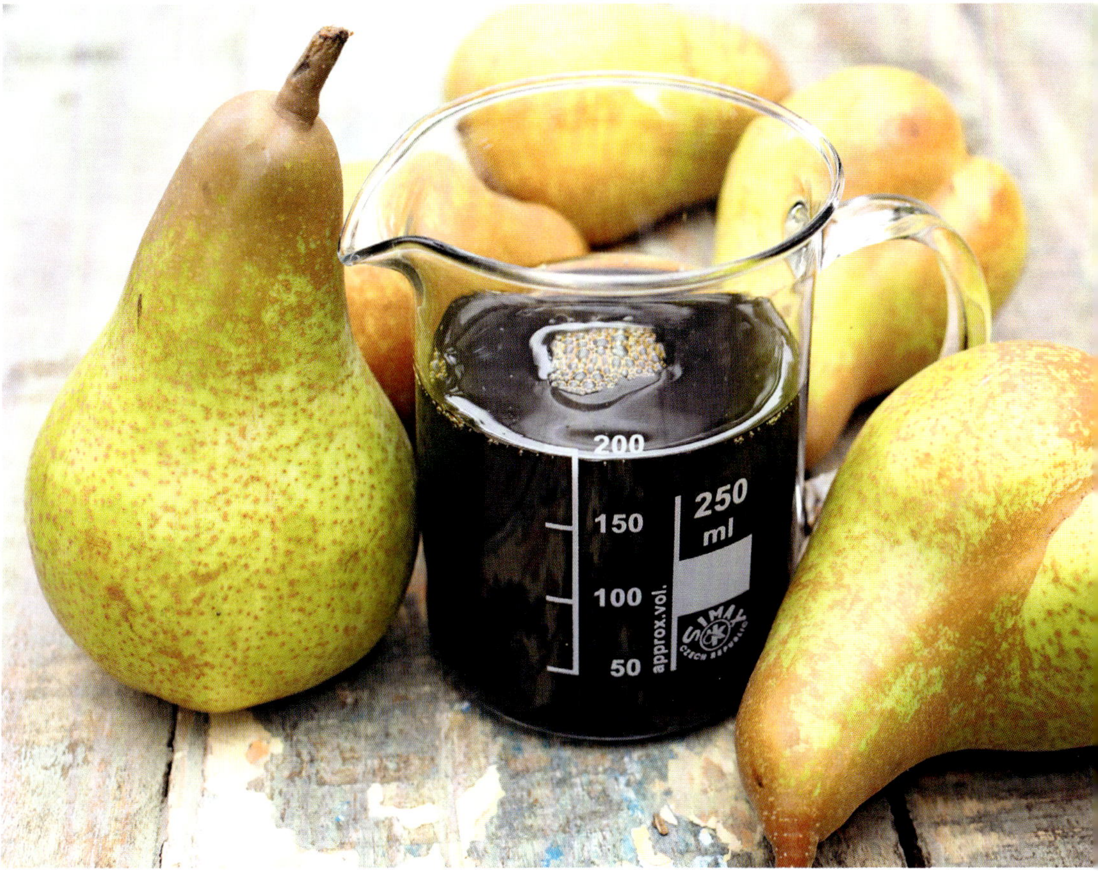

Birnendicksaft

Nachhaltigkeitstipp: Im Handel als Bio-Ware aus deutscher Landwirtschaft erhältlich. Achten Sie bezüglich des Herkunftslandes auf die Deklaration, teils aus EU- und Nicht-EU-Landwirtschaft.

Mein Tipp

Birnendicksaft können Sie auch einfach selbst herstellen: Frische, reife Birnen entsaften oder Birnensaft (Direktsaft), bestenfalls aus der Region, kaufen und bis ungefähr zur Hälfte seines Volumens für einige Stunden einkochen lassen. Bei 75 °C in saubere, zuvor heiß ausgespülte Flaschen füllen. Luftdicht verschlossen, dunkel und kühl gelagert ist er nach dem Pasteurisieren etwa 1 Jahr haltbar. Nach dem Öffnen im Kühlschrank lagern und innerhalb weniger Tage verbrauchen.

Rezepturen mit Birnendicksaft

Anspannung und nervöse Unruhe (Seite 139), Konzentrationsschwäche (Seite 123), Verstimmung und Melancholie (Seite 141).

Dattelsirup

Durchschnittliche Nährwerte bezogen auf 100 g

Brennwert/Energie: 290 kcal/1210 kJ (raffinierter Haushaltszucker: 400 kcal/1675 kJ)

70 g Kohlenhydrate, davon 70 g Zucker

Datteln sind die länglich-ovalen Früchte der im Orient vorkommenden Dattelpalmen (*Phoenix dactylifera*) aus der Familie der Palmengewächse. Durch die vergleichsweise neutrale Süße finden sie kulinarisch vielseitige Anwendungen. Daraus hergestellter dunkelbrauner Sirup wird im Morgenland als „Honig der Wüste" sehr geschätzt. Für die Herstellung des Sirups werden frisch geerntete Datteln entsteint und das Fruchtfleisch in Wasser eingekocht, anschließend gepresst, filtriert und der entstandene Saft zu Sirup eingedickt. Dattelsirup hat einen natürlichen Gehalt an Vitaminen, Mineralstoffen, Spurenelementen und sekundären Pflanzenstoffen. Dattelsirup besitzt eine höhere Süßkraft als raffinierter Haushaltszucker und einen niedrigen glykämischen Index.

In kleinen Mengen ist er, nach Absprache mit dem Diabetologen, für Diabetiker geeignet. Veganer können ihn bedenkenlos zu sich nehmen, Fruktose-Intolerante sollten in der Karenzphase zu Alternativen greifen und danach ihre Toleranzgrenze testen.

Nachhaltigkeitstipp: Im Handel als Bio-Ware erhältlich. Namhafte Hersteller bewirtschaften in den Herkunftsländern (Nicht-EU-Landwirtschaft) Anbauprojekte zu fairen Bedingungen nach den Richtlinien des kontrolliert biologischen Anbaus.

Dattelsirup und Dattelzucker

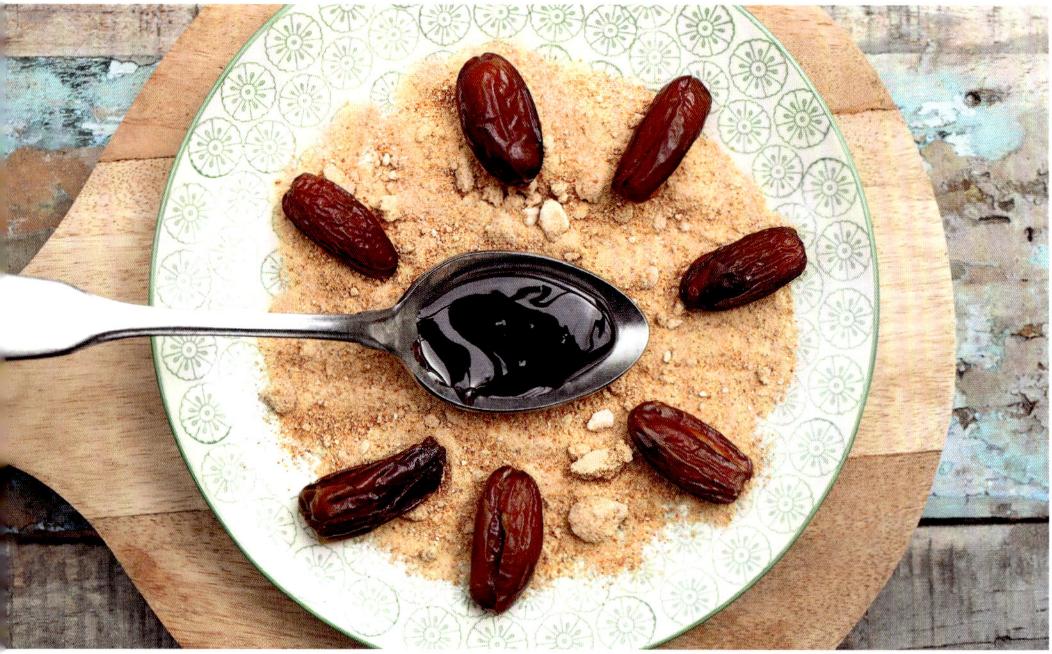

Mein Tipp

Dattelsirup können Sie schnell und mühelos selbst herstellen: Datteln (getrocknet und entsteint) mit frischem Wasser (oder auch Orangensaft) in einen elektrischen Mixer geben und ausgiebig pürieren, bis eine homogene Masse entstanden ist. Die Konsistenz des Sirups ist abhängig von der zugefügten Flüssigkeit. Entscheiden Sie selbst. Von Vorteil ist, dass der Sirup nicht gekocht wird und dadurch auch keine Nährstoffverluste erfährt. Im Kühlschrank gelagert, ist der Sirup mehrere Tage haltbar.

Gerstenmalzsirup

Gerste (*Hordeum vulgare*), ein Getreide aus der Familie der Süßgräser, stammt ursprünglich aus dem östlichen Mittelmeerraum und ist eine der ältesten Kulturpflanzen überhaupt. Sie wird bei uns als Sommer- oder Wintergerste ausgesät und überwiegend zum Bierbrauen, der Whiskey-Herstellung und als Tierfutter verwendet. Schon in der Antike wusste man um die Hochwertigkeit der Gerste, als man sie den Olympioniken und den Gladiatoren als Stärkungsmittel zukommen ließ.

Mein Schwiegervater erinnert sich noch sehr lebendig daran, wie in seinen Kindertagen der Geruch von frisch gemälzter Gerste aus den Häusern drang. Damals, in der Nachkriegszeit, stellten die Menschen aus Gerste, neben Eicheln oder Zichorie, Kaffeeersatz, umgangssprachlich auch Muckefuck genannt, her. Heute ist es wohl eher den Brotbäckern unter den Lesern in Form von Gerstenmalz als unterstützendes Backmittel (Backmalz) bekannt. Auch schätzen Biertrinker das Gerstenmalz, denn Hopfen und Malz sind nach dem deutschen Reinheitsgebot zulässige Inhaltsstoffe für das in Deutschland beliebteste alkoholische Getränk.

Zur Gewinnung des zähflüssigen, goldbraunen Sirups mit aromatisch malziger Note werden die Gerstenkörner zunächst zum Keimen gebracht. Während dieses Vorgangs wandelt das getreideeigene Enzym Amylase die Kohlenhydrate in Malzzucker (Maltose) um. In diesem Zustand sind die Keimlinge wahre Kraftpakete für unseren Organismus. Nun werden sie unter niedrigen Temperaturen getrocknet, was auch als Darren oder Mälzen bezeichnet wird. Das Malz wird geschrotet, mit Wasser angerührt und die entstandene Maische nach mehreren Stunden Ziehzeit vom Treber befreit. Über den sogenannten Verdampfungsprozess entsteht schließlich der Sirup. Der ausschließlich aus Gerstenmalz und Wasser hergestellte, zähflüssige Sirup wird im Handel als Gerstenmalz, Gerstenmalzsirup oder Gerstenmalzextrakt deklariert.

Durchschnittliche Nährwerte bezogen auf 100 g

Brennwert/Energie: 310 kcal/1300 kJ (raffinierter Haushaltszucker: 400 kcal/1675 kJ)

74 g Kohlenhydrate, davon 51 g Zucker

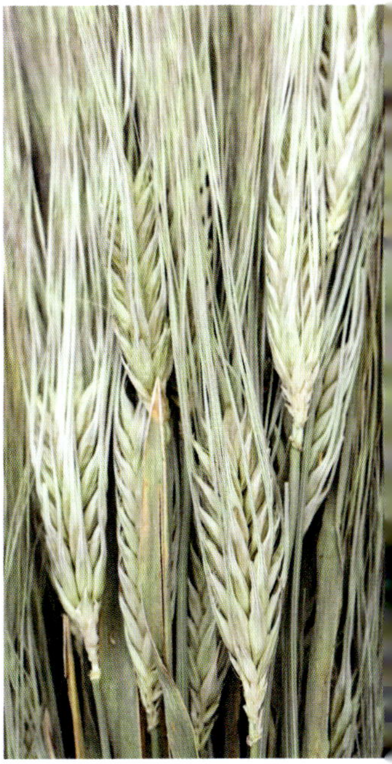

Gerste

Werden weitere Getreidearten wie zum Beispiel Roggen oder Weizen in gemälzter Form angeboten, muss deren Bezeichnung immer zusätzlich auf dem Etikett aufgeführt sein.
Gerstenmalzsirup besteht zu nahezu 50 % aus Malzzucker und enthält Vitamine der B-Gruppe, Mineralstoffe wie Kalium, Kalzium, Magnesium und Phosphor sowie das Spurenelement Eisen. Diese Wirkstoffkombination kann einen positiven Einfluss auf die Energiegewinnung haben, was einige vielleicht schon durch den Genuss einer Ovomaltine oder eines Malzbieres erfahren haben.

Rezepturen mit Gerstenmalzsirup

Energie gewinnen (Seite 105), Kopfweh (Seite 125), Männergesundheit (Seite 115).

Gerstenmalzsirup besitzt eine geringere Süßkraft als raffinierter Haushaltszucker und einen hohen glykämischen Index.
Gerste enthält Gluten und unterliegt laut Lebensmittelinformationsverordnung als Hauptallergen der Kennzeichnungspflicht.
Für Gluten-Intolerante und Diabetiker ist Gerstenmalzsirup ungeeignet. Veganer können ihn bedenkenlos zu sich nehmen, Fruktose-Intolerante sollten in der Karenzphase zu Alternativen greifen und danach ihre Toleranzgrenze testen.
Nachhaltigkeitstipp: Im Handel als Bio-Ware, teilweise in Demeter-Qualität aus deutscher Landwirtschaft erhältlich.

Kokosblütensirup

Durchschnittliche Nährwerte bezogen auf 100 g

Brennwert/Energie:
320 kcal/1340 kJ
(raffinierter Haushaltszucker: 400 kcal/1675 kJ)

78 g Kohlenhydrate, davon 77 g Zucker

Kokosblütensirup wird aus dem Blütennektar der in Südostasien vorkommenden Kokospalme (*Cocos nucifera*) aus der Familie der Palmengewächse gewonnen. Zur Herstellung des Sirups werden die Blütenknospen angeritzt und der austretende Nektar aufgefangen. Dieser wird aufgekocht und danach sirupartig eingedickt. Der verkaufsfertige Kokosblütensirup ist dunkelbraun, dickflüssig und schmeckt fein-malzig.
Kokosblütensirup hat einen natürlichen Gehalt an Vitaminen, Mineralstoffen wie Kalium und Kalzium sowie an dem Spurenelement Eisen und an sekundären Pflanzenstoffen.
Kokosblütensirup hat eine geringere Süßkraft als raffinierter Haushaltszucker und einen niedrigen glykämischen Index.
In kleinen Mengen ist er, nach Absprache mit dem Diabetologen, für Diabetiker geeignet. Veganer können ihn bedenkenlos zu sich nehmen. Fruktose-Intolerante sollten in der Karenzphase zu Alternativen greifen und danach ihre Toleranzgrenze testen.

Nachhaltigkeitstipp: Im Handel als Bio-Ware erhältlich. Namhafte Hersteller bewirtschaften in den Herkunftsländern (Nicht-EU-Landwirtschaft) Anbauprojekte zu fairen Bedingungen nach den Richtlinien des kontrolliert biologischen Anbaus.

Reissirup

Reissirup ist eines der ältesten Süßungsmittel aus dem asiatischen Raum. Zur Gewinnung wird geschälter oder ungeschälter Reis (*Oryza sativa*), aus der Familie der Süßgräser, gemahlen, mit Wasser und Enzymen versetzt und zu Sirup eingekocht. Abhängig von der Herstellung variieren Farbe und Geschmack von neutral, was einer hellen, fast goldenen Farbgebung entspricht, bis hin zu karamellartig, nussig, was einer dunkleren Farbe entspricht. Reissirup enthält Mineralstoffe wie Kalium und Magnesium sowie das Spurenelement Eisen, aber kaum Vitamine.

Reissirup besitzt eine geringere Süßkraft als raffinierter Haushaltszucker und einen sehr hohen glykämischen Index.

Unter all den alternativen Süßungsmitteln enthält Reissirup nahezu ausschließlich Glukose, weshalb er in Maßen bestens bei Fruktose-Intoleranz verwendet werden kann. Der enorm hohe Glukoseanteil sorgt allerdings für einen rasanten Anstieg des Blutzuckerspiegels, daher ist er für Diabetiker absolut ungeeignet. Veganer können ihn bedenkenlos zu sich nehmen.

Nachhaltigkeitstipp: Im Handel als Bio-Ware erhältlich. Namhafte Hersteller bewirtschaften in den Herkunftsländern (Nicht-EU-Landwirtschaft) Anbauprojekte zu fairen Bedingungen nach den Richtlinien des kontrolliert biologischen Anbaus.

Durchschnittliche Nährwerte bezogen auf 100 g

Brennwert/Energie: 310 kcal/1300 kJ (raffinierter Haushaltszucker: 400 kcal/1675 kJ)

77 g Kohlenhydrate, davon 54 g Zucker

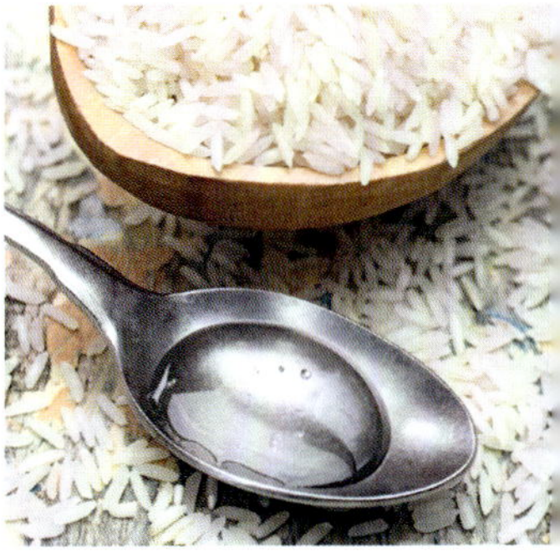

Reissirup

Zuckerrohrsirup

Zuckerrohrsirup, im Handel unter dem Begriff Zuckerrohrsaft, Zuckerrohr-Melasse, schwarze Melasse oder auch Melasse zu finden, wird aus Zuckerrohr (*Saccharum officinarum*) aus der Familie der Süßgräser gewonnen. Das Vorkommen von Zuckerrohr erstreckt sich über die Tropen und Subtropen. Sie ist die Pflanze mit der weltweit größten Erntemenge.

Die zähflüssige, dunkelbraune Sirupmasse fällt bei der Rohrzucker-Herstellung durch Auspressen und wiederholtes Aufkochen von Zuckerrohr an. Mineralstoffe wie Kalzium, Magnesium, Kalium sowie auch das Spurenelement Eisen konzentrieren sich in der Melasse. Enthaltene Vitamine machen den Sirup zu einem hochwertigen Naturprodukt, welches auch als das schwarze Wunder bezeichnet wird.

Durchschnittliche Nährwerte bezogen auf 100 g

Brennwert/Energie: 310 kcal/1300 kJ (raffinierter Haushaltszucker: 400 kcal/1675 kJ)

75 g Kohlenhydrate, davon 55 g Zucker

Das Aussehen des verkaufsfertigen Sirups variiert von mittel- und dunkelbraun bis fast schwarz. Die Formel ist hierbei: Je dunkler desto wertvoller.
Zuckerrohrsirup verfügt über einen starken Eigengeschmack, schmeckt wenig süß mit einem Hauch von Lakritze.
Er besitzt eine geringere Süßkraft als raffinierter Haushaltszucker und einen hohen glykämischen Index.
Veganer können ihn bedenkenlos zu sich nehmen. Fruktose-Intolerante sollten in der Karenzphase zu Alternativen greifen und danach ihre Toleranzgrenze testen. Für Diabetiker ist er ungeeignet.
◎ **Nachhaltigkeitstipp:** Im Handel als Bio-Ware, teilweise in Demeter-Qualität erhältlich. Namhafte Hersteller bewirtschaften in den Herkunftsländern (Nicht-EU-Landwirtschaft) Anbauprojekte zu fairen Bedingungen nach den Richtlinien des kontrolliert biologischen Anbaus.
Da Melasse bei der Herstellung von Rohrzucker als hochwertiges Nebenprodukt anfällt, werden keine zusätzlichen Ressourcen dafür verbraucht. Allerdings ist der Wasserverbrauch bei den kultivierten Zuckerrohrpflanzen recht hoch.

Zuckerrübensirup

Durchschnittliche Nährwerte bezogen auf 100 g

Brennwert/Energie: 300 kcal/1260 kJ (raffinierter Haushaltszucker: 400 kcal/1675 kJ)

70 g Kohlenhydrate, davon 67 g Zucker; Ballaststoffe 5,5 g

Die Zuckerrübe (*Beta vulgaris* subsp. *vulgaris*) zählt zur Familie der Fuchsschwanzgewächse und ist eine zweijährige, landwirtschaftlich genutzte Kulturpflanze. Stammpflanze ist die einjährige Wildrübe, welche im gesamten Mittelmeerraum und in Deutschland heimisch ist. Durch jahrhundertelange Züchtung entstand die Vielfalt der heute kultivierten Rübensorten. Bis ins 18. Jahrhundert wurden von den Rüben fast ausschließlich Blätter und Stiele als Gemüse verzehrt. Den Zuckergehalt in der Wurzel (Speicherorgan) der heimischen Rübe entdeckte im Jahre 1747 der deutsche Chemiker Andreas Marggraf, was den Einstieg zu weiteren Züchtungen gab. Inzwischen sind Deutschland, Frankreich und Polen die größten Zuckeranbauer und Lieferanten dieser wertvollen, landwirtschaftlichen Kulturpflanze Europas. Erfreulicherweise nimmt der ökologische Anbau von Zuckerrüben in Deutschland in den letzten Jahren kontinuierlich zu.
Zur Gewinnung des zähflüssigen, schwarzbraunen Sirups mit herbmalziger Note werden die frisch geernteten Zuckerrüben zerkleinert und mehrere Stunden gedämpft. Während des Dämpfens wird die Saccharose in Glukose und Fruktose umgewandelt. Danach wird das Fruchtfleisch gepresst und der abfließende, süß schmeckende Saft

zu zähflüssigem Sirup eingedickt. Zuckerrübensirup wird im Handel auch als Rübensirup oder Zuckerrübensaft deklariert.
Vom botanischen Name *Beta* der Zuckerrübe leitet sich der Inhaltsstoff Betain ab. Betain wird in naturheilkundlichen Präparaten zur Reduktion erhöhter Fettwerte in der Leber und auch zur Unterstützung des Fettstoffwechsels angewandt. Zum Einsatz kommen hier allerdings standardisierte Fertigprodukte, weil sie verlässliche Mengenangaben garantieren. In der Zuckerrübe zudem reichlich vorhandene Vitamine wie Folsäure, Mineralstoffe wie Kalium und Magnesium sowie das Spurenelement Eisen und auch sekundäre Pflanzenstoffe sorgen bei gezielter Zufuhr für gesundheitliche Balance. Als basenbetontes Lebens- und Süßungsmittel unterstützt Zuckerrübensirup den Säure-Basen-Haushalt positiv und kann deshalb zu einem Ausgleich der allzu vielen Säurebildner in unserem Organismus beitragen. Auch zum Einleiten von Lösungsprozessen bei hartnäckigem Husten findet er ein weiteres Einsatzgebiet, was seit alters her überliefert ist.

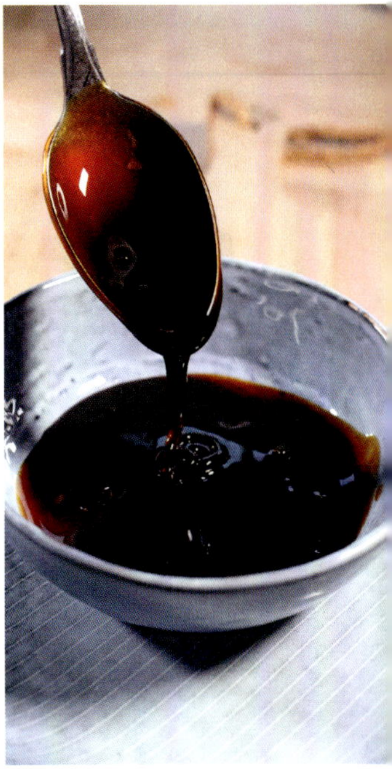
Zuckerrübensirup

Rezepturen mit Zuckerrübensirup
Produktiver Husten (Seite 101), Leber und Galle (Seite 127), Säure-Basen-Haushalt (Seite 133).

Zuckerrübensirup besitzt eine geringere Süßkraft als raffinierter Haushaltszucker und einen niedrigen glykämischen Index.
In kleinen Mengen ist er, nach Absprache mit dem Diabetologen, für Diabetiker geeignet. Veganer können ihn bedenkenlos zu sich nehmen, Fruktose-Intolerante sollten in der Karenzphase zu Alternativen greifen und danach ihre Toleranzgrenze testen.
Nachhaltigkeitstipp: Im Handel als Bio-Ware, teilweise in Demeter-Qualität aus deutscher Landwirtschaft erhältlich.

KRISTALLINE ZUCKERARTEN

Kristalliner Zucker ist gekörnter Zucker. Zur Kristallisation werden dem flüssigen Sirup als Ausgangsstoff Impfkristalle beigefügt, die ein Herausbilden der Zuckerkristalle bis zur gewünschten Größe anregen. Impfkristalle sind kleine Einkristalle.
Achtung: Beim **braunen Zucker** handelt es sich um raffinierten weißen Haushaltszucker, der nachträglich braun eingefärbt wurde, nicht um Rohzucker.

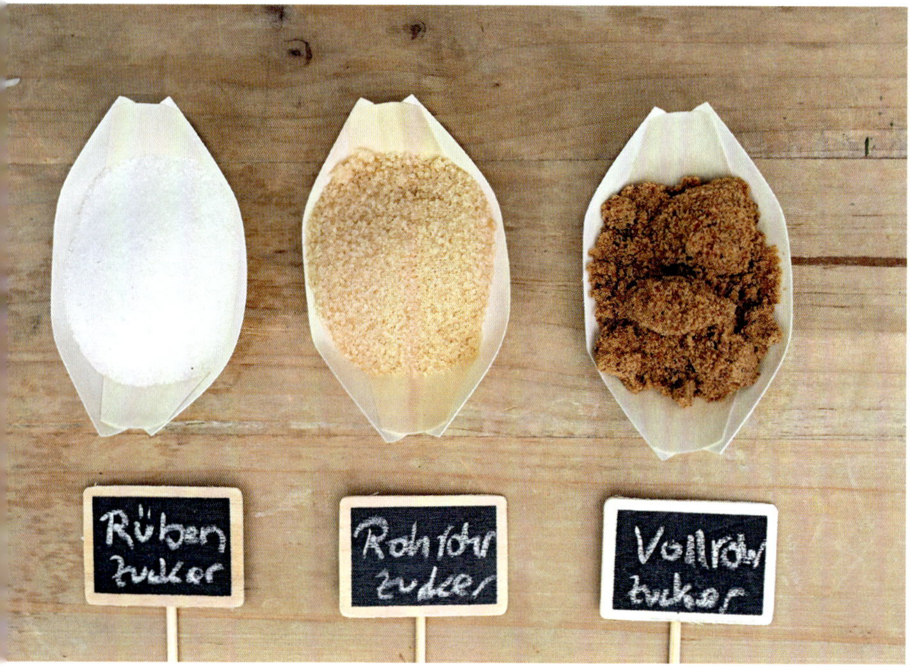

Rübenzucker, Rohrohrzucker und Vollrohrzucker

Durchschnittliche Nährwerte bezogen auf 100 g

Brennwert/Energie: 350 kcal/1470 kJ (raffinierter Haushaltszucker: 400 kcal/1675 kJ)

80 g Kohlenhydrate, davon 75 g Zucker

Dattelzucker

Dattelzucker, auch Dattelsüße genannt, wird auf zwei Arten gewonnen. Entweder wird Dattelsirup getrocknet oder die frisch geernteten Früchte der Dattelpalme (*Phoenix dactylifera*) werden entsteint, gewaschen, mit Wasserdampf erhitzt, danach getrocknet und anschließend fein vermahlen. Geschmacklich zeigt er einen dezenten Eigengeschmack mit einer leichten Karamellnote.

Dattelzucker hat einen natürlichen Gehalt an Beta-Carotin (Provitamin A), den Vitaminen B und C, Mineralstoffen wie Kalium, Kalzium, Magnesium sowie dem Spurenelement Eisen und sekundären Pflanzenstoffen.

Dattelzucker besitzt eine etwas geringere Süßkraft als raffinierter Haushaltszucker und einen niedrigen glykämischen Index.

In kleinen Mengen ist er, nach Absprache mit dem Diabetologen, für Diabetiker geeignet. Veganer können ihn bedenkenlos zu sich nehmen, Fruktose-Intolerante sollten in der Karenzphase besser zu Alternativen greifen und danach ihre Toleranzgrenze testen.

Nachhaltigkeitstipp: Im Handel als Bio-Ware erhältlich. Namhafte Hersteller bewirtschaften in den Herkunftsländern (Nicht-EU-Landwirtschaft) Anbauprojekte zu fairen Bedingungen nach den Richtlinien des kontrolliert biologischen Anbaus.

Kokosblütenzucker

Kokosblütenzucker wird in den Herkunftsländern, oft noch in traditioneller Handarbeit, aus dem Blütennektar der in Südostasien vorkommenden Kokospalme (*Cocos nucifera*) gewonnen. Der Nektar wird schonend getrocknet und anschließend fein vermahlen. Bei hellbrauner Farbe zeigt er einen dezenten Eigengeschmack mit leichter Karamellnote. Es ist derzeit der teuerste Zucker auf dem Markt. Kokosblütenzucker besitzt einen natürlichen Gehalt an Vitaminen, Mineralstoffen wie Kalium, Kalzium, Magnesium und dem Spurenelement Eisen sowie sekundären Pflanzenstoffen.

Durchschnittliche Nährwerte bezogen auf 100 g

Brennwert/Energie: 390 kcal/1630 kJ (raffinierter Haushaltszucker: 400 kcal/1675 kJ)

94 g Kohlenhydrate, davon 90 g Zucker

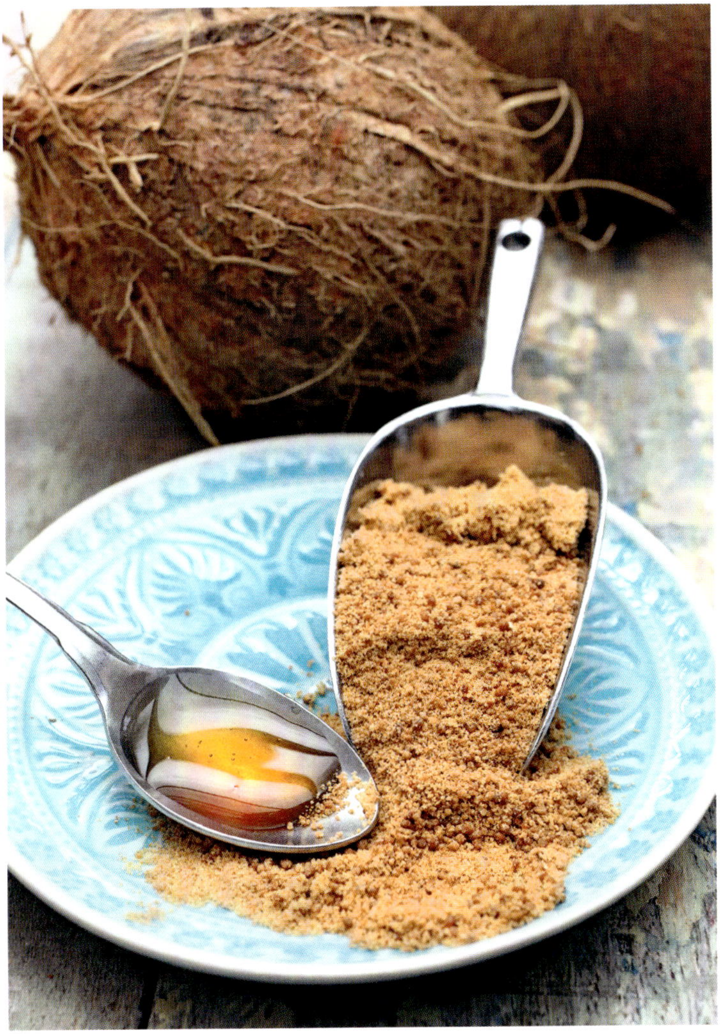

Kokosblütenzucker und -sirup

Kokosblütenzucker besitzt eine etwas geringere Süßkraft als raffinierter Haushaltszucker und einen niedrigen glykämischen Index. In kleinen Mengen ist er, nach Absprache mit dem Diabetologen, für Diabetiker geeignet. Veganer können ihn bedenkenlos zu sich nehmen, Fruktose-Intolerante sollten in der Karenzphase besser zu Alternativen greifen und danach ihre Toleranzgrenze testen.
Nachhaltigkeitstipp: Im Handel als Bio-Ware erhältlich. Namhafte Hersteller bewirtschaften in den Herkunftsländern (Nicht-EU-Landwirtschaft, überwiegend Indonesien) Anbauprojekte zu fairen Bedingungen nach den Richtlinien des kontrolliert biologischen Anbaus.

Rohrzucker

Durchschnittliche Nährwerte bezogen auf 100 g

Brennwert/Energie: 380 kcal/1590 kJ (raffinierter Haushaltszucker: 400 kcal/1675 kJ)

95 g Kohlenhydrate, davon 95 g Zucker

Rohrzucker wird aus Zuckerrohrsaft gewonnen. Stammpflanze ist in den Tropen und Subtropen vorkommendes Zuckerrohr (*Saccharum officinarum*). Im Handel wird er in drei Varianten angeboten: Vollrohrzucker, Rohrohrzucker und Rohrzucker.
Vollrohrzucker entsteht in der ersten und natürlichsten Verarbeitungsstufe als Premiumware. Hier wird der Zuckerrohrsaft eingedickt (wodurch Sirup oder Melasse entsteht), getrocknet und gemahlen – also nicht kristallisiert. Durch den Melasseanteil besitzt Vollrohrzucker wertvolle Vitamine, Mineralien, Spurenelemente und sekundäre Pflanzenstoffe sowie eine dunkle Farbe und einen intensiv karamellartigen bis malzigen Geschmack. Im Handel finden Sie ihn unter Namen wie zum Beispiel Rapadura, Sucanat, Mascobado, Muscovado. Seine Konsistenz macht ihn wasseranziehend, wodurch er zu Verklumpung neigt. Sie sollten ihn daher gut verschlossen aufbewahren.
Rohrohrzucker entsteht in der weiteren Verarbeitung durch einmaliges Raffinieren. Hierbei wird er durch die Zugabe einiger Zuckerkristalle zum Auskristallisieren angeregt, mit Wasser gereinigt und zentrifugiert. Ein geringer Teil der Melasse bleibt im Zucker erhalten, daher hat Rohrohrzucker eine hellbraune Farbe und verfügt über eine leicht karamellartige Geschmacksnote. Im Handel finden Sie Rohrohrzucker unter Deklarationen wie Demerara oder Syramena.
Weißer Rohrzucker ist unser raffinierter Haushaltszucker. Die braune Farbe des Rohrohrzuckers und somit auch die Vitamine, Mineralstoffe, Spurenelemente und sekundären Pflanzenstoffe werden bei der intensiven Raffination vollständig ausgelöst.
Vollrohrzucker besitzt eine geringere Süßkraft als Haushaltszucker und einen hohen glykämischen Index.

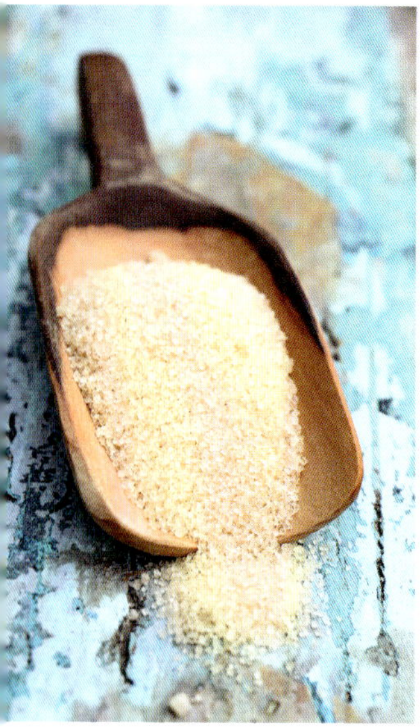

Rohrohrzucker

Veganer können ihn bedenkenlos zu sich nehmen. Fruktose-Intolerante sollten in der Karenzphase zu Alternativen greifen und danach ihre Toleranzgrenze testen. Für Diabetiker ist er ungeeignet.
Nachhaltigkeitstipp: Im Handel als Bio-Ware, teilweise in Demeter-Qualität erhältlich. Namhafte Hersteller bewirtschaften in den Herkunftsländern (Nicht-EU-Landwirtschaft) Anbauprojekte mit zum Teil eigenen Zuckermühlen zu fairen Bedingungen nach den Richtlinien des kontrolliert biologischen Anbaus.

Rübenzucker

Rübenzucker, wenn er als Vollzucker deklariert wird, ist ein vollwertiger, nicht raffinierter Zucker aus der Zuckerrübe. Zuckerrüben werden in Mitteleuropa vor allem in Deutschland, Frankreich und Polen angebaut. Mit großem Abstand zum Zuckerrohr sind die Zuckerrüben die zweitwichtigste Zuckerquelle weltweit. Die Rüben werden nach der Ernte gewaschen, geschnitzelt, gepresst und zu Saft verarbeitet. Dieser wird zu Sirup (Melasse) eingedickt.
Diese Melasse hat im Vergleich zur Zuckerrohr-Melasse allerdings einen unangenehmen und sehr intensiven Geschmack, was zu einer veränderten weiteren Verarbeitung führt. Das heißt der Sirup wird durch wenige hinzugefügte Zuckerkristalle zur Auskristallisierung angeregt und erst danach wird die Melasse in einer Zentrifuge entfernt. Zurück bleibt ein heller, geschmacksneutraler Weißzucker – nicht zu verwechseln mit weißem Haushaltszucker, der eine Raffinade erfährt und dadurch sämtliche wertgebenden Inhaltsstoffe verloren hat.

Durchschnittliche Nährwerte bezogen auf 100 g

Brennwert/Energie: 400 kcal/1675 kJ (raffinierter Haushaltszucker: 400 kcal/1675 kJ)

100 g Kohlenhydrate, davon 100 g Zucker

Rezepturen mit Zuckerrübenzucker
Schnupfen (Seite 95) und bei den Bonbonrezepten (Seiten 74–77).

Rübenzucker besitzt die gleiche Süßkraft wie raffinierter Haushaltszucker und einen hohen glykämischen Index.
Rohr- und Rübenzucker bestehen beide aus Saccharose, sind chemisch gleich zusammengesetzt und enthalten genauso viele Kalorien bei gleicher Süßkraft.
Veganer können Rübenzucker bedenkenlos zu sich nehmen. Fruktose-Intolerante sollten in der Karenzphase zu Alternativen greifen und danach ihre Toleranzgrenze testen. Für Diabetiker ist er ungeeignet.
Nachhaltigkeitstipp: Im Handel als Bio-Ware, teilweise in Demeter-Qualität aus deutscher Landwirtschaft erhältlich.

Zuckeraustauschstoffe auf pflanzlicher Basis

Unter den Zuckeraustauschstoffen, also süß schmeckenden chemischen Verbindungen, die als Lebensmittelzusätze erlaubt sind, gibt es auch einige, die aus Pflanzen hergestellt werden. Gelesen haben Sie sicher schon den ein oder anderen Namen dieser Zusätze, die wichtigsten davon stelle ich Ihnen hier exemplarisch vor.

Zu den pflanzlichen Zuckeraustauschstoffen gibt es E-Nummern, die in der EU zur Kennzeichnung von Lebensmittelzusatzstoffen verwendet werden. Ich nenne sie hier in Klammern gleich mit. Erythrit (E 968), Isomalt (E 953), Lactit (E 966), Maltit (E 965), Mannit (E 421), Sorbit (E 420), Polyglycitolsirup (E 964) und Xylit (E 967) sind Deklarationen für in der EU zugelassene Zuckeraustauschstoffe, welche vor ihrer Zulassung auf gesundheitliche Unbedenklichkeit geprüft wurden. Chemisch gesehen zählen sie zu den Zuckeralkoholen. Außer ihrer Strukturformel haben sie jedoch nichts mit Alkohol zu tun und infolgedessen auch keinen alkoholisierenden Effekt. Die vorliegenden Zuckeralkohole gehören der Gruppe der Polyole an und werden den Kohlenhydraten zugeordnet.
Laut Gesetz dürfen mit Zuckeraustauschstoffen gesüßte Produkte als zuckerfrei deklariert werden. Von großem Vorteil ist, dass sie bei ähnlicher Süßkraft wie raffinierter Haushaltszucker deutlich geringere bis keine Kalorienzahlen liefern. Dabei werden sie nahezu insulinunabhängig, das bedeutet ohne wesentlichen Blutzuckeranstieg, verstoffwechselt.

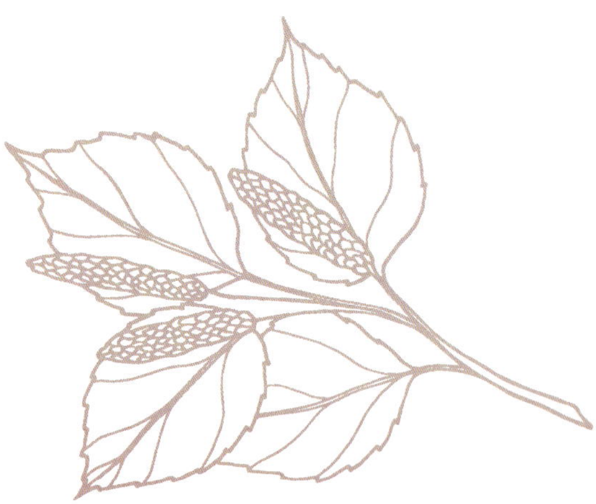

Im Folgenden werde ich auf die beiden im Handel gängigsten Produkte, Birkenzucker und Erythrit, näher eingehen. Beide werden in kleinen Mengen auch im menschlichen Organismus gebildet und kommen natürlicherweise in einigen Obst- und Gemüsesorten, Pilzen und fermentierten Lebensmitteln vor. Probieren Sie diese pur, können Sie ein kühlendes Frischegefühl auf Ihrer Zunge und im Mundraum wahrnehmen.

Wissenswert ist zudem, dass Mikroorganismen unserer Mundflora Zuckeraustauschstoffe nur sehr langsam bis überhaupt nicht verstoffwechseln. Das heißt, sie bieten Kariesbakterien keine Grundlage für deren Verbreitung und haben somit im Gegensatz zu raffiniertem Zucker keinen negativen Einfluss auf die Zahngesundheit. Diese nicht-kariogene, sprich nicht kariesfördernde Wirkung veranlasst einige Hersteller Zuckeraustauschstoffe in Zahnpflegeprodukten wie Kaugummis oder Bonbons anzubieten.

Auf den Verpackungen von Zuckeraustauschstoffen muss nicht umsonst der Hinweis: „Kann bei übermäßigem Verzehr abführend wirken" stehen: Aufgrund der wasserbindenden Fähigkeit im Darm kann der Konsum anfangs zu Blähungen oder Durchfall führen. Diese sehr individuell auftretenden Reaktionen vergehen in der Regel jedoch nach kurzer Zeit. Bei darmsensiblen Menschen oder bekanntem Reizdarmsyndrom können schon kleinere Mengen ausreichen, um die ungewünschten Reaktionen hervorzurufen.

Birkenzucker

Birkenzucker (E 967), im Handel unter anderem als Xylit, Bircolin oder auch Xucker deklariert, zeigt in Geschmack, Aussehen und Süßkraft kaum Unterschiede zu raffiniertem Haushaltszucker. Entwickelt wurde der natürliche Zuckeraustauschstoff in Finnland aus Holzzucker finnischer Birken und Buchen. Im Handel finden Sie Birkenzuckerprodukte, die aus den Rinden dieser Hölzer gewonnen wurden, aber gleichermaßen auch solche, die aus den Pflanzenfasern von Mais stammen. Zur Herstellung wird aufgespaltener Holzzucker (Xylose) durch Fermentation zu Birkenzucker verarbeitet. Bei Bio-Produkten können Sie sicher sein, dass zur Gewinnung keine gentechnisch veränderte Ware verwendet wird.

Natürlicherweise kommt Birkenzucker in etlichen Früchten, Beeren und Gemüsepflanzen vor.

Birkenzucker besitzt die gleiche Süßkraft wie raffinierter Haushaltszucker bei rund 40 % weniger Kalorien und hat einen sehr niedrigen glykämischen Index.

Durchschnittliche Nährwerte bezogen auf 100 g

Brennwert/Energie: 240 kcal/1000 kJ (raffinierter Haushaltszucker: 400 kcal/1675 kJ)

100 g Kohlenhydrate, davon 0 g Zucker, davon 100 g mehrwertige Alkohole

Keine Vitamine und Mineralstoffe

Aufgepasst

Birkenzucker ist nicht als Tiernahrung geeignet. Für Hunde ist er ungenießbar!

Rezepturen mit Birkenzucker

Halsweh (Seite 97) und bei den Bonbonrezepten (Seite 75).

Er lässt den Blutzuckerspiegel nur gering ansteigen und es wird kaum Insulin ausgeschüttet. Diabetiker wie auch Veganer können ihn bedenkenlos zu sich nehmen. Fruktose-Intolerante sollten in der Karenzphase zu Alternativen greifen und danach ihre Toleranzgrenze testen. Bei angeborener Fruktose-Intoleranz ist die Einnahme möglich, sollte aber mit dem behandelnden Arzt abgesprochen werden. Einnahmeempfehlung: Beobachtungen zufolge sollen zu Beginn maximal 0,5 g Birkenzucker je kg Körpergewicht pro Tag verzehrt werden. In der Regel gewöhnt sich der Körper jedoch relativ schnell daran und die Dosis kann individuell erhöht werden.

Nachhaltigkeitstipp: Im Handel in Bio-Qualität als in Deutschland produzierte Ware erhältlich.

Birkenzucker (links) und Erythrit (rechts)

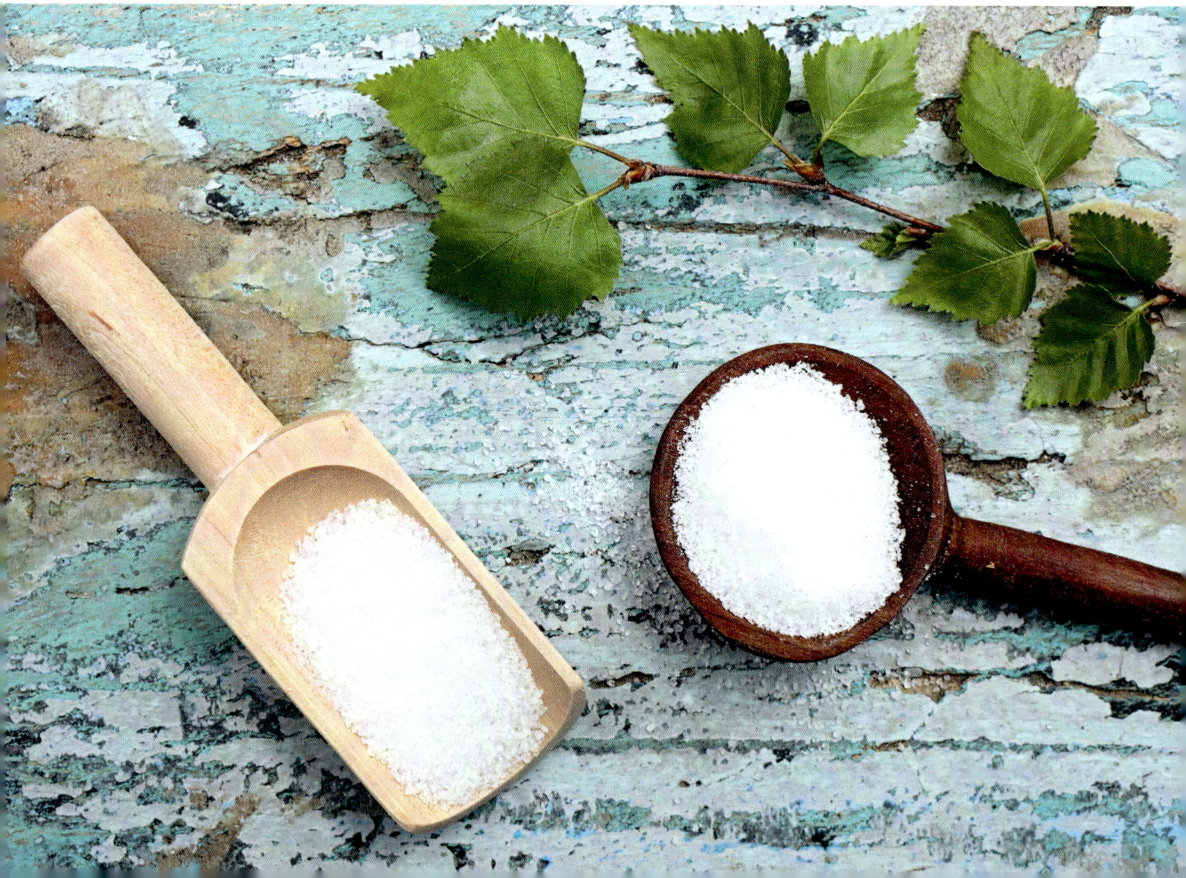

Erythrit

Erythrit (E 968), im Handel unter anderem als Biosüße, Erythritol, Sucolin, Sukrin oder auch Xucker light deklariert, zeigt in Geschmack und Aussehen kaum Unterschiede zu raffiniertem Haushaltszucker. Bei einer Süßkraft von etwa 60–75 % hat er, je nach Hersteller, nur 20–0 kcal pro 100 g.

Angeboten wird Erythrit in kristalliner Form und als Puderzucker, welcher sich leichter in heißen Flüssigkeiten auflöst. Ausgangsstoff für die Gewinnung ist in der Regel Glukose aus Weizen- oder Maisstärke. Diese wird durch einen Gärungsprozess mit speziellen Hefepilzen fermentiert und anschließend unter starker Hitze eingekocht. Die gebildeten Kristalle werden danach mehrfach gereinigt bis weißes, rieselfähiges Erythrit entstanden ist. Bei Bio-Produkten können Sie sicher sein, dass zur Herstellung keine gentechnisch veränderte Ware verwendet wird.

Erythrit besitzt eine geringere Süßkraft als raffinierter Haushaltszucker und einen sehr niedrigen glykämischen Index.

Er wird nahezu insulinunabhängig verstoffwechselt. Der Blutzuckerspiegel steigt kaum merklich an. Diabetiker wie auch Veganer können ihn bedenkenlos zu sich nehmen. Fruktose-Intolerante sollten in der Karenzphase zu Alternativen greifen und danach ihre Toleranzgrenze testen. Bei angeborener Fruktose-Intoleranz ist die Einnahme möglich, sollte aber mit dem behandelnden Arzt abgesprochen werden.

Einnahmeempfehlung: Beobachtungen zufolge sollen zu Beginn maximal 1,0 g Erythrit je kg Körpergewicht pro Tag verzehrt werden. In der Regel gewöhnt sich der Körper jedoch rasch an den Verzehr und die Dosis kann individuell erhöht werden.

Nachhaltigkeitstipp: Im Handel in Bio-Qualität als in Deutschland produzierte Ware erhältlich.

Durchschnittliche Nährwerte bezogen auf 100 g

Brennwert/Energie: 0 kcal/0 kJ (raffinierter Haushaltszucker: 400 kcal/1675 kJ)

100 g Kohlenhydrate, davon 0 g Zucker, davon 100 g mehrwertige Alkohole

Keine Vitamine und Mineralstoffe

Rezepturen mit Erythrit

Stoffwechsel aktiv (Seite 135) und bei den Bonbonrezepten (Seite 76).

Honig

Honig ist das wohl bekannteste aller naturbelassenen Süßungsmittel. Das Bienenprodukt blickt auf eine sehr lange Geschichte zurück und wurde schon immer als Lebens-, Schönheits- und Gesundheitsmittel in vielen Kulturen geschätzt.

Durchschnittliche Nährwerte bezogen auf 100 g

Brennwert/Energie: 300 kcal/1260 kJ (raffinierter Haushaltszucker: 400 kcal/1675 kJ)

Kohlenhydrate 75 g, davon Zucker 75 g

Zur Gewinnung von Blütenhonig sammeln die Bienen den süßen Nektar von verschiedenen Blüten, fermentieren ihn mit körpereigenen Stoffen und füllen ihn danach in die Waben im Bienenstock. Je nach bevorzugt besuchten Pflanzen werden die Honigsorten anhand der sogenannten Leitpollen unterschieden.
Blütenhonig ist von heller Farbe und schmeckt eher mild und blumig.
Zur Gewinnung von Tannen- oder Waldhonig saugen die Bienen Honigtau. Honigtau ist ein klebriges, eingedicktes Ausscheidungsprodukt von Pflanzenläusen und Zikaden, die sich an den zuckersüßen Pflanzensäften von Nadelbäumen laben. Tannen- oder Waldhonig ist von dunkler Farbe und eher kräftig im Geschmack. Mischhonige werden aus unterschiedlichen Sorten zusammengefügt.
Honig wird in flüssiger oder cremiger Form angeboten, mit allen Übergangsformen. Seine Konsistenz als auch Süßkraft werden vom Verhältnis von Fruktose zu Glukose bestimmt. Bei hohem Fruktoseanteil ist der Honig süßer im Geschmack und eher flüssig, wie etwa Wald- oder auch Akazienhonig (eigentlich Robinienhonig). Bei höherem Glukoseanteil ist er eher kräftig im Geschmack, von cremiger Konsistenz und neigt zum Kristallisieren wie zum Beispiel bei Löwenzahn- oder Rapshonig.
Fest gewordenen, das heißt kristallisierten Honig können Sie durch Erwärmen im Wasserbad bis 40 °C wieder verflüssigen. Bei höheren Temperaturen gehen seine wertgebenden Inhaltsstoffe verloren.
Grundsätzlich setzt sich jeder Honig aus rund 20 % Wasser und 80 % Zucker zusammen. Die Zuckeranteile bestehen im Wesentlichen aus Fruktose, Glukose, Saccharose und Maltose, welche ihm je nach Sorte seine typische Farbe, Geschmack, Geruch und Konsistenz geben.
Zusätzlich sind mehr als 250 Inhaltsstoffe, darunter zahlreiche Vitamine, Mineralstoffe, Spurenelemente, Enzyme und Antioxidantien, in Bienenhonig enthalten. Die Zusammensetzung wird durch den Zeitpunkt des Sammelns und das Vorkommen an blühenden Pflanzen bestimmt.

Rezepturen mit Bienenhonig

Abwehr stärken im Spätherbst und Winter (Seite 91), beginnende Erkältungsbeschwerden lindern (Seite 93), Wechseljahre (Seite 113), Magen (Seite 129), Erholsamer Schlaf (Seite 137), Erschöpfung und Rekonvaleszenz (Seite 107) und bei den Bonbonrezepten (Seite 74).

Weitere Rezepturen finden Sie bei den Anwendungen mit Oxymel

Abwehr stärken im (Vor-)Frühling (Seite 83), Abwehr stärken im Spätsommer (Seite 87), Abwehr stärken im Herbst (Seite 89), Frauengesundheit (Seite 109), Gelenke (Seite 117), Nieren und Blase (Seite 131).

Echter Bienenhonig, idealerweise aus Ihrer Region, spendet Kraft und Energie und ist eine Wohltat für das Immunsystem. Als natürliches Antibiotikum hat er zudem antivirale, antimykotische und wundheilungsfördernde Wirkungen. Neben einer Stärkung der Abwehrkräfte kann er die Atemwege unterstützen und Husten lindern, guten Schlaf fördern und beruhigen. Zudem wurde in Studien gezeigt, dass Honig die Magenschleimhaut bei Übersäuerung schützen kann. Bienenhonig enthält natürlicherweise Vitamin C und B-Vitamine sowie Mineralien und Spurenelemente (Kalzium, Magnesium, Kalium, Natrium, Phosphor, Zink und Eisen).

Verschiedene Honigsorten

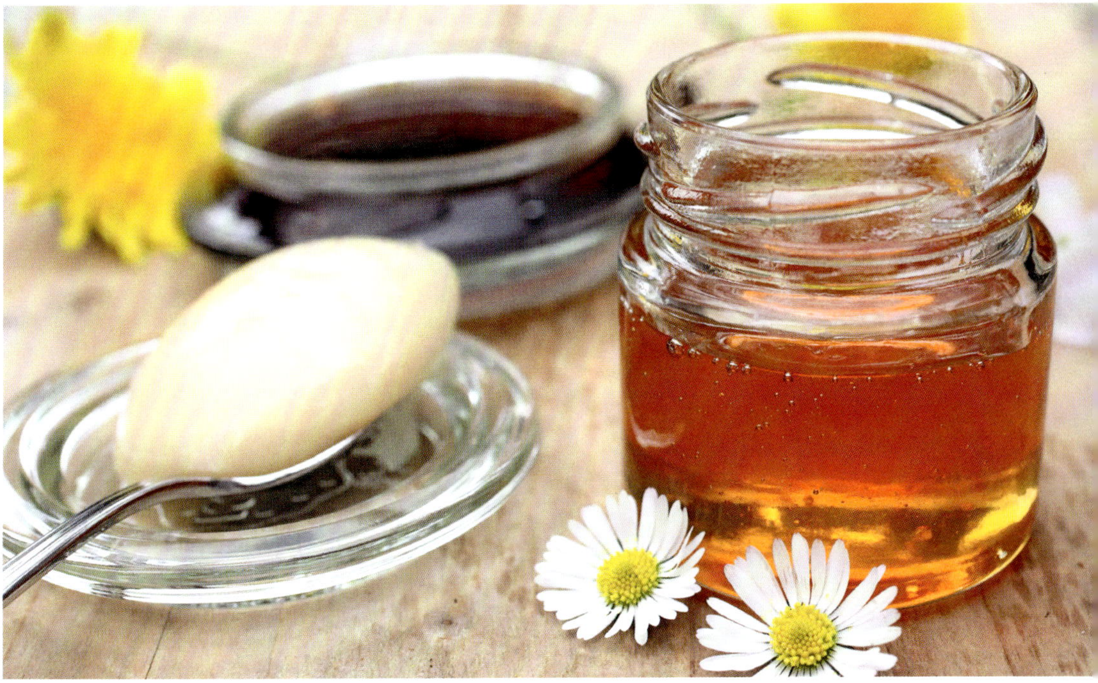

Die Süßkraft von Honig gegenüber Haushaltszucker ist unterschiedlich. Sie wird von seinem natürlichen Verhältnis von Fruktose zu Glukose bestimmt. Honig hat einen hohen glykämischen Index.
Für Diabetiker und Veganer ist er ungeeignet. Fruktose-Intolerante sollten in der Karenzphase zu Alternativen greifen und danach ihre Toleranzgrenze testen.

Hinweis
Als naturbelassene Rohkost ist Honig für Babys unter 12 Monaten nicht geeignet.

Tipp für Pollenallergiker
In natürlich gewonnenem, unerhitztem, unfiltriertem Honig aus Ihrer Region können Spuren der Pollen enthalten sein, auf welche Sie allergisch reagieren. Beginnen Sie während Ihrer symptomfreien Zeit regelmäßig täglich 1–2 Teelöffel davon einzunehmen. Bestenfalls erreichen Sie auf unkomplizierte Weise eine Desensibilisierung.

Nachhaltigkeitstipp: Bevorzugen Sie beim Kauf Honig aus Ihrer Region von einem Imker Ihres Vertrauens. Dadurch unterstützen Sie Kleinbetriebe vor Ort und klimaschädliche CO_2-Emissionen durch lange Transportwege entfallen. Der Qualitätsstandard im Handel erhältlicher Sorten ist durch das Label „Siegel des Deutschen Imkerbundes“ oder „Echter Deutscher Honig“ gekennzeichnet. Hinweise zur schonenden Verarbeitung geben die Aussagen „kalt geschleudert“ und „natürlich fermentiert“. Bio-Honig erkennen Sie am EU-Bio-Logo und dem Kontrollstellencode auf dem Etikett. Er wird besonders wertstofferhaltend bei Temperaturen unter 35 °C gewonnen. Fair gehandelter Importhonig trägt das Fairtrade-Siegel. Mit dazu muss das Herkunftsland angegeben werden. Stammt der Honig aus verschiedenen Ländern, müssen alle auf dem Etikett unter der Bezeichnung „Mischung von Honig aus EU-Ländern“ oder „Mischung von Honig aus Nicht-EU-Ländern“ oder „Mischung von Honig aus EU-Ländern und Nicht-EU-Ländern“ ausgewiesen werden.
Die Nachfrage nach Honig ist in Deutschland wesentlich größer als das Angebot. Daher werden etwa 80 % natürlicher Honigprodukte aus China, Neuseeland und Argentinien importiert. Leider zählt Honig aufgrund der Beimischung von minderwertigen Zuckersirupen zu den meistgepanschten Lebensmitteln der Welt.

Sonderfall Manuka-Honig

Manuka-Honig wird von Bienen aus dem Blütennektar des in Neuseeland vorkommenden Manuka-Strauches (*Leptospermum scoparium*) gewonnen. Er zählt zur Familie der Teebaumgewächse und wird gerne auch als Südseemyrte bezeichnet.

Das besondere an Manuka-Honig ist sein einzigartig hoher Gehalt an Methylglyoxal (MGO). Dieser Wirkstoff hat eine deutliche antibakterielle und entzündungshemmende Wirkung. Im Handel wird er in verschiedenen Wirkstärken angeboten, welche in MGO-Zahlen benannt werden. Diese Zahl gibt den Mindestgehalt an Methylglyoxal im jeweiligen Honig in 100 mg/kg an. Ab einem Wert von 100+ MGO wird dem Honig laut Laborstudien eine antibakterielle Wirksamkeit zugeschrieben. Je höher die Zahl, desto intensiver soll seine Wirkung sein. Angeboten wird Manuka-Honig in Stärken bis zu 850+ MGO. Seine Farbe erinnert an Bernstein. Im Geschmack ist er herb-würzig bei cremiger Konsistenz.

Zur Stärkung des Immunsystems können Sie 1–3 Teelöffel täglich pur oder aufgrund seiner Hitzebeständigkeit in Tee sowie einem anderen Heißgetränk einnehmen.

Manuka-Honig ist weniger süß als Honig und hat einen hohen glykämischen Index.

Für Diabetiker und Veganer ist er ungeeignet. Fruktose-Intolerante sollten in der Karenzphase zu Alternativen greifen und danach ihre Toleranzgrenze testen.

Durchschnittliche Nährwerte bezogen auf 100 g

Brennwert/Energie: 330 kcal/1380 kJ (raffinierter Haushaltszucker: 400 kcal/1675 kJ)

82 g Kohlenhydrate, davon 82 g Zucker

Hinweis

Als naturbelassene Rohkost ist Manuka-Honig für Babys unter 12 Monaten nicht geeignet.

Nachhaltigkeitstipp: Im Handel in Bio-Qualität erhältlich. Auf dem Markt befindet sich rund zehnmal so viel Manuka-Honig wie in Neuseeland produziert wird. Achten Sie bezüglich Qualität und Reinheit deshalb besonders auf Gütesiegel und offizielle Zertifikate der neuseeländischen Zertifizierungsstelle. Die qualitativ hochwertigsten Produkte erhalten Sie in Reformhäusern, Bioläden und Apotheken. Weltweit ist es der am teuersten gehandelte Honig.

KANN JEDER ALTERNATIVE SÜSSUNGSMITTEL ANWENDEN?

Sie möchten raffinierten Zucker reduzieren und sind bei der großen Auswahl an alternativen Süßungsmitteln unsicher, für welche Sie sich entscheiden sollen? Wenn Sie keine gesundheitlichen oder ökologischen Bedenken haben: Probieren Sie sich einfach durch. Es gibt jedoch einige Einschränkungen für bestimmte Personen- und Risikogruppen, die ich hier auflisten möchte.

Diabetes mellitus

Diabetes mellitus ist eine Kohlenhydratstoffwechselstörung und bedeutet wörtlich übersetzt: „honigsüßer Durchfluss". Es treten zwei Formen der Erkrankung auf:

Diabetes Typ 1 ist eine Autoimmunerkrankung mit permanentem Insulinmangel. Hier greift das Immunsystem die körpereigenen insulinproduzierenden Zellen an. Insulin muss lebenslänglich von außen zugeführt werden. Diese Form der Erkrankung tritt plötzlich und bereits im Kinder- und Jugendalter auf, seltener bei Erwachsenen.

Diabetes Typ 2, auch Altersdiabetes genannt, entsteht schleichend und wird in der Regel durch genetische Veranlagung, Bewegungsmangel, Stress und falsche Ernährung ausgelöst. Leider wird dieser in den letzten Jahren auch vermehrt unter Kindern diagnostiziert. Im Wesentlichen besteht bei Diabetes mellitus Typ 2 ein zu hoher Blutzuckerspiegel, bedingt durch die beeinträchtigte Verwertung von Zucker (Glukose) aus dem Blut. Zuständig für den Transport von Glukose in die Zellen ist das in der Bauchspeicheldrüse produzierte Hormon Insulin. Insulin hat im Grunde eine Schlüsselfunktion. Ohne Insulin keine Glukoseaufnahme. Wird die Bauchspeicheldrüse über einen längeren Zeitraum, unter anderem durch Fehlernährung, zu stark beansprucht, kann sie ermüden, mit der Folge, dass sie nicht mehr genügend Insulin produziert. Genauso können die Zellen eine Insulinresistenz entwickeln. Erhöhte Blutzuckerwerte und dadurch bedingter Zucker im Harn sind die Folge. Ein auf Dauer zu hoher wie auch ein zu niedriger Blutzuckerspiegel können zu schwerwiegenden Durchblutungs- und Nierenfunktionsstörungen führen. Neben einer

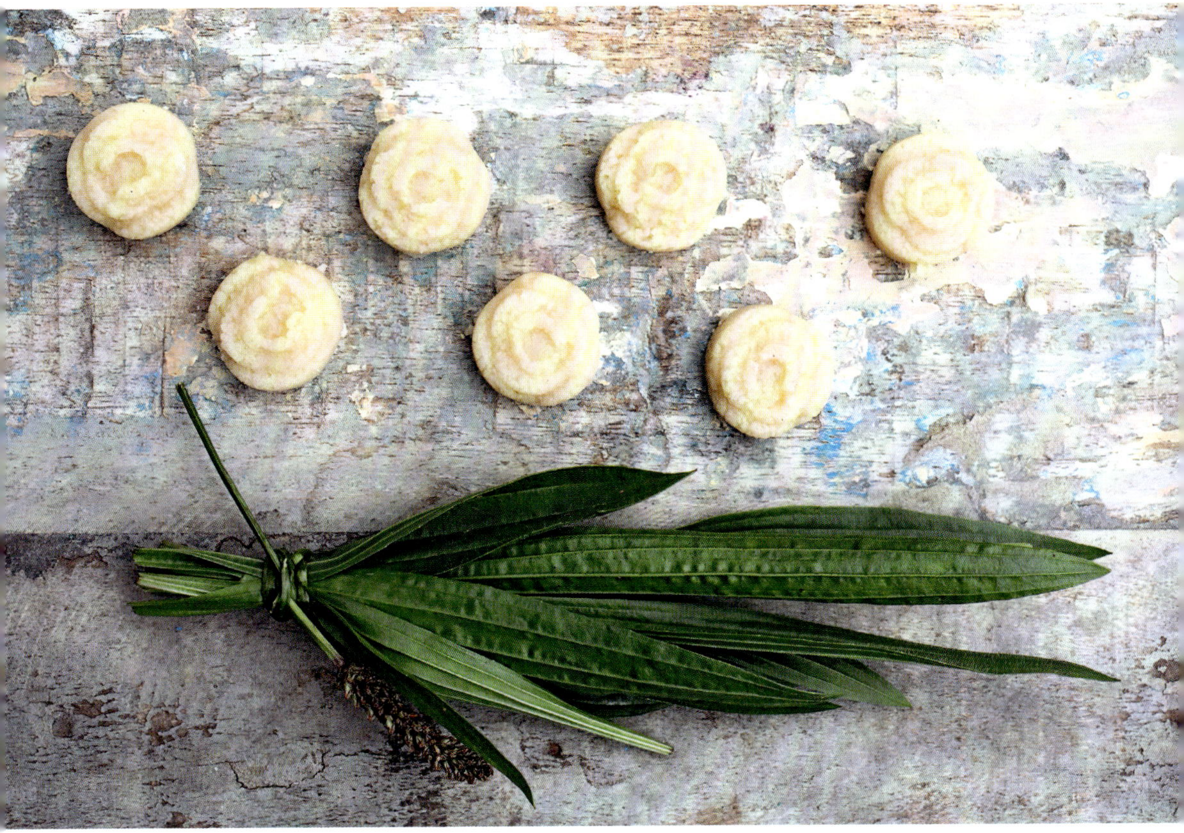

Bonbons mit Spitzwegerich – wohltuend für den Hals, aber nicht für jeden geeignet.

medikamentösen Behandlung kann eine gezielte Ernährung den Prozess der Krankheit wesentlich beeinflussen. Ein niedriger glykämischer Index ist dabei von großem Vorteil.

Glykämischer Index

Der glykämische Index (GI) ist ein Maß, das Sie darüber informiert, wie stark sich der Blutzuckerspiegel nach dem Verzehr von Kohlenhydraten verändert. Als Bezugsgröße gilt die blutzuckersteigernde Wirkung von Glukose (Traubenzucker) mit einem GI von 100 (vgl. raffinierter Haushaltszucker GI 70). Süßungsmittel mit einem hohen GI (über 55) lassen den Blutzuckerspiegel sprunghaft ansteigen, wodurch ein sofortiger Insulinbedarf in der Bauchspeicheldrüse ausgelöst wird. Diese Reaktion führt wiederum zu einem schnellen Absinken des Blutzuckerspiegels und damit verbunden zu Unterzucker. Unterzucker kann Hungergefühle erzeugen. Süßungsmittel mit einem niedrigen GI (unter 55) lassen den Blutzuckerspiegel langsamer ansteigen. Der glykämische Index ist jeweils bei den alternativen Süßungsmitteln aufgeführt.

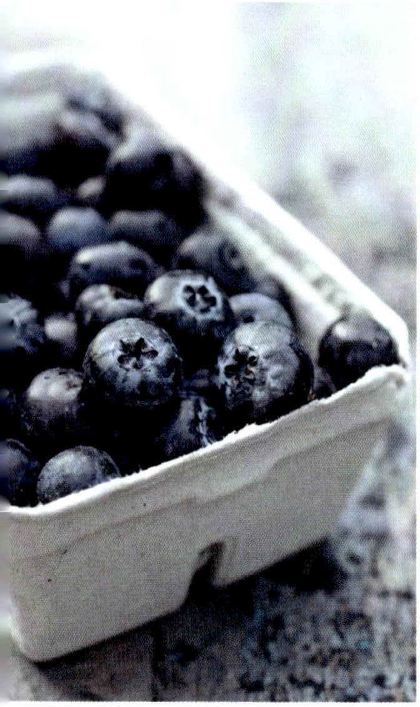

Die sonst empfehlenswerte Süße aus Früchten ist für Fruktose-Intolerante problematisch.

Fruktose-Intoleranz

Fruktose-Intoleranz, Fruchtzucker-Unverträglichkeit oder auch Fruktose-Malabsorption (= schwierige Aufnahme aus dem Darm) genannt, ist keine Erkrankung, sondern eine Unverträglichkeit. Ab einer Aufnahme von 35–50 g Fruchtzucker pro Stunde reagiert in der Regel ein gesunder Organismus mit Unwohlsein und Verdauungsbeschwerden. Das hat folgenden Hintergrund: Zur Verdauung von Fruchtzucker sitzt in der Darmwand das Eiweiß GLUT 5. Dies ist ein spezieller Transporter, an welchen der ankommende Einfachzucker Fruktose andockt und über das Blut an die Zellen weiterbefördert wird. Wird dieser überstrapaziert, gelangt die überschüssige, nicht mehr aufnehmbare Menge an Fruktose unverdaut in den Dickdarm und kann einige Zeit nach der Einnahme zu Übelkeit, Krämpfen, Bauchweh, Blähungen, Durchfall, Lustlosigkeit, Konzentrationsschwäche oder auch Unruhe führen. Reagiert ihr Organismus schon auf kleine Mengen Fruktose, besteht der Verdacht auf eine Fruktose-Intoleranz. Bleibt diese langfristig unbehandelt kann sie zu einer Fehlbesiedelung des Darms bis hin zu Reizdarm oder zum Leaky-Gut-Syndrom führen. Über einen Wasserstoff-Atemtest beim Arzt lässt sich eine Fruktose-Intoleranz sicher und unkompliziert nachweisen. Bei diagnostizierter Fruktose-Intoleranz wird zu Beginn für 2 Wochen eine Karenzphase mit streng fruktose- und sorbitarmer Kost empfohlen. Danach eine Testphase mit geringer Aufnahme fruktosehaltiger Speisen, um die individuelle Toleranzgrenze auszutesten. Parallel dazu sollte das Mikrobiom (die Darmflora) durch eine probiotische Therapie unterstützt werden.

Hereditäre (angeborene) Fruktose-Intoleranz

Die hereditäre Fructose-Intoleranz (HI) ist eine angeborene, erblich bedingte Störung des Fruktose-Stoffwechsels. Ursache ist ein seltener Enzymdefekt. Diese Form der Erkrankung verlangt einen lebenslänglichen, kompletten Verzicht auf Fruchtzucker.

Gluten-Intoleranz

Gluten-Intoleranz oder Zöliakie ist eine Erkrankung des Dünndarms, hervorgerufen durch das Klebereiweiß Gluten. Bei Menschen mit einer Gluten-Intoleranz entwickelt sich an der Dünndarmschleimhaut nach der Aufnahme bestimmter Getreidearten wie Weizen, Dinkel, Gerste oder Roggen eine Entzündung der Darmschleimhaut. Damit verbunden ist eine Verkürzung oder ein fortschreitender Schwund der Schleimhautzotten. Diese Zotten haben die Aufgabe die Oberfläche des Dünndarms zu vergrößern, um die Aufnahme von Nährstoffen in das Blut zu ermöglichen. Ist die Schleimhaut angegriffen, führt dies zwangsläufig zu einer Nährstoffunterversorgung und kann die folgenden typischen Symptome aufzeigen: Diarrhö, Erbrechen, Blähbauch, Wachstumsstörungen, Blässe, Muskelschwäche, Appetitlosigkeit und psychische Veränderungen.

Eine glutenfreie Ernährung verbessert die Symptomatik. Verträglich sind Amaranth, Buchweizen, Hirse, Mais, Reis, Quinoa und Hafer. Hafer sollte aber explizit als glutenfrei ausgewiesen sein. Gerste zählt zu den glutenhaltigen Getreidesorten. Infolgedessen ist Gerstenmalzsirup bei Gluten-Intoleranz oder Zöliakie nicht geeignet. Alle weiteren in diesem Buch erwähnten alternativen Süßungsmittel gelten als glutenfrei.

Vegane Ernährung

In Deutschland ernähren sich Schätzungen zufolge etwa 3 % der Bevölkerung vegan, Tendenz steigend. Im Unterschied zu Vegetariern, die auch Produkte von lebenden Tieren wie Milch und Eier verzehren, verzichten Veganer gänzlich auf Lebensmittel und Stoffe tierischen Ursprungs. Produkte wie Fleisch, Fisch, Milch, Eier, Honig, Wolle, Pelze, Leder und zahlreiche weitere Produkte sind tabu und werden durch rein pflanzliche ersetzt.

Getreide, Gemüse, Obst, Hülsenfrüchte, Öle, Nüsse und Samen, Pflanzendrinks sowie alternative, pflanzliche Süßungsmittel zählen zu den bevorzugten Lebensmitteln. Bei einer abwechslungsreichen, ausgewogenen veganen Ernährung kann der Nährstoffbedarf, außer Vitamin B_{12}, welches zusätzlich aufgenommen werden muss, dadurch abgedeckt werden.

Vegane Ernährung ist eine Lebenseinstellung, der gesundheitliche, ökologische oder ethische Faktoren zugrunde liegen. Sie bedeutet mehr als nur auf die Ernährung zu achten. Tierrechte, Umwelt und Klima werden mitberücksichtigt.

Von den hier aufgezählten Süßungsmitteln fällt somit Honig für Veganer weg, alle anderen sind pflanzlicher Herkunft.

Wohlfühlgewicht

Das Wohlfühlgewicht ist etwas sehr Individuelles, das gängige Idealgewicht für alle gibt es nicht. Sich an den üblichen Schönheitsidealen unserer Gesellschaft zu orientieren, kann auf Dauer zu Frustration bis hin zur Erkrankung führen. Der Mainstream suggeriert uns, dass schlanke Menschen eher sportlich und fit sind und dass ihre Ernährung wohlausgewogen ist. Allein das Körpergewicht ist nicht der entscheidende Faktor für Gesundheit und Fitness. Lernen Sie Ihren Körper so anzunehmen, wie er ist, und finden Sie dabei Ihr persönliches Wohlfühlgewicht heraus. Möchten Sie aus gesundheitlichen oder optischen Gründen Ihr Gewicht reduzieren, können Sie sich unter anderem an alternativen Süßungsmitteln mit niedrigem glykämischen Index orientieren. Sie lassen den Blutzuckerspiegel nicht so schnell ansteigen und verhindern, dass nach dem Genuss von Süßem keine unnatürlichen Hungergefühle entstehen. Der glykämische Index ist jeweils bei den alternativen Süßungsmitteln aufgeführt.

Schwangerschaft

In dieser besonderen Zeit im Leben einer Frau ist es wichtig, sich besonders gesund, ausgewogen und nährstoffreich zu ernähren. Viele werdende Mütter haben dabei das Bedürfnis bei Unwohlsein oder Befindlichkeitsstörungen erstmal auf Mittel aus der Naturheilkunde zurückzugreifen. Oftmals führt dies zu Verunsicherung, weil sich Wiederverkäufer pflanzlicher freiverkäuflicher Präparate sowie Autoren in einschlägiger Literatur mit dem Passus: „Für Schwangere nicht geeignet" oder „Für Schwangere nicht genügend erforscht" absichern. Tatsächlich sind die Anwendungen und Verabreichungen nicht wissenschaftlich erforscht, weil an dieser Personengruppe keine klinischen Studien durchgeführt werden. Fragen Sie zu den Anwendungen am besten Ihre Gynäkologin oder Ihre Hebamme.

Zahnhygiene

Werfen wir zunächst einen Blick auf die Mundflora, die Mikroorganismengemeinschaft im Mund. Sie bildet die Basis für die Zahngesundheit. Diese Mikroorganismen besiedeln die Mundhöhle und legen sich als sogenannter Biofilm auf Zunge, Schleimhäute und Zähne. Eine gesunde Mundflora ist äußert wichtig für die Zahngesundheit sowie das ganze Immunsystem. Hier übernehmen bereits bestimmte Bakterienstämme die ersten Verdauungsschritte und tragen zu einem bestmöglichen Verlauf bei. Kommt es jedoch zu einer negativen Veränderung der bakteriellen Besiedlung zugunsten kariogener Mikroorganismen, kann dies schädliche Folgen für die

Zahngesundheit haben und die Entstehung von Karies unterstützen. Karies wiederum kann zu Zahnfleischentzündung und Paradontitis führen. Zur benannten negativen bakteriellen Besiedelung leisten einfache Kohlenhydrate einen wesentlichen Betrag.
Bei Anwendung der im nächsten Kapitel beschriebenen süßen Rezepturen ist der Kontakt mit den Zähnen besonders intensiv. Aufgrund ihrer klebrigen Konsistenz können sie bei unterbliebener Zahnhygiene die Mundflora negativ beeinflussen. Dabei ist die Verweildauer im Mund entscheidender als die verzehrte Menge. Bitte achten Sie hier auf die Regeln der Zahn- und Mundhygiene.

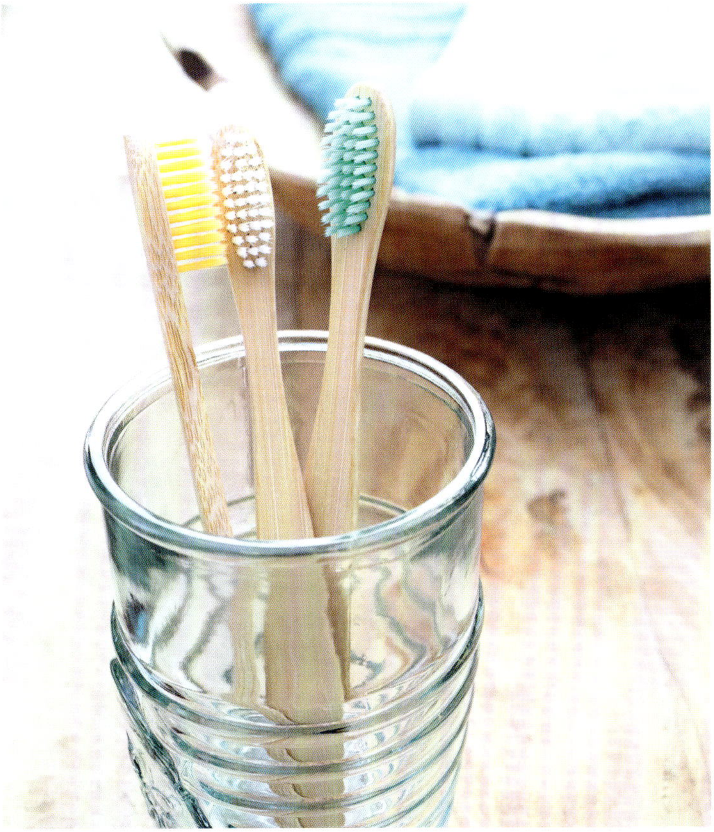

Die Zahnhygiene ist wichtig bei der Verwendung süßer Heilpflanzenauszüge.

Grenzen der Selbstbehandlung

Die Rezepte in diesem Buch sind ausschließlich für harmlose Alltagsbeschwerden vorgesehen. Sie eignen sich nicht zur Behandlung von stärkeren Symptomen. Bitte suchen Sie sofort einen Arzt auf, wenn Sie sich sehr schlecht fühlen oder Ihre Beschwerden länger als zwei Tage anhalten.

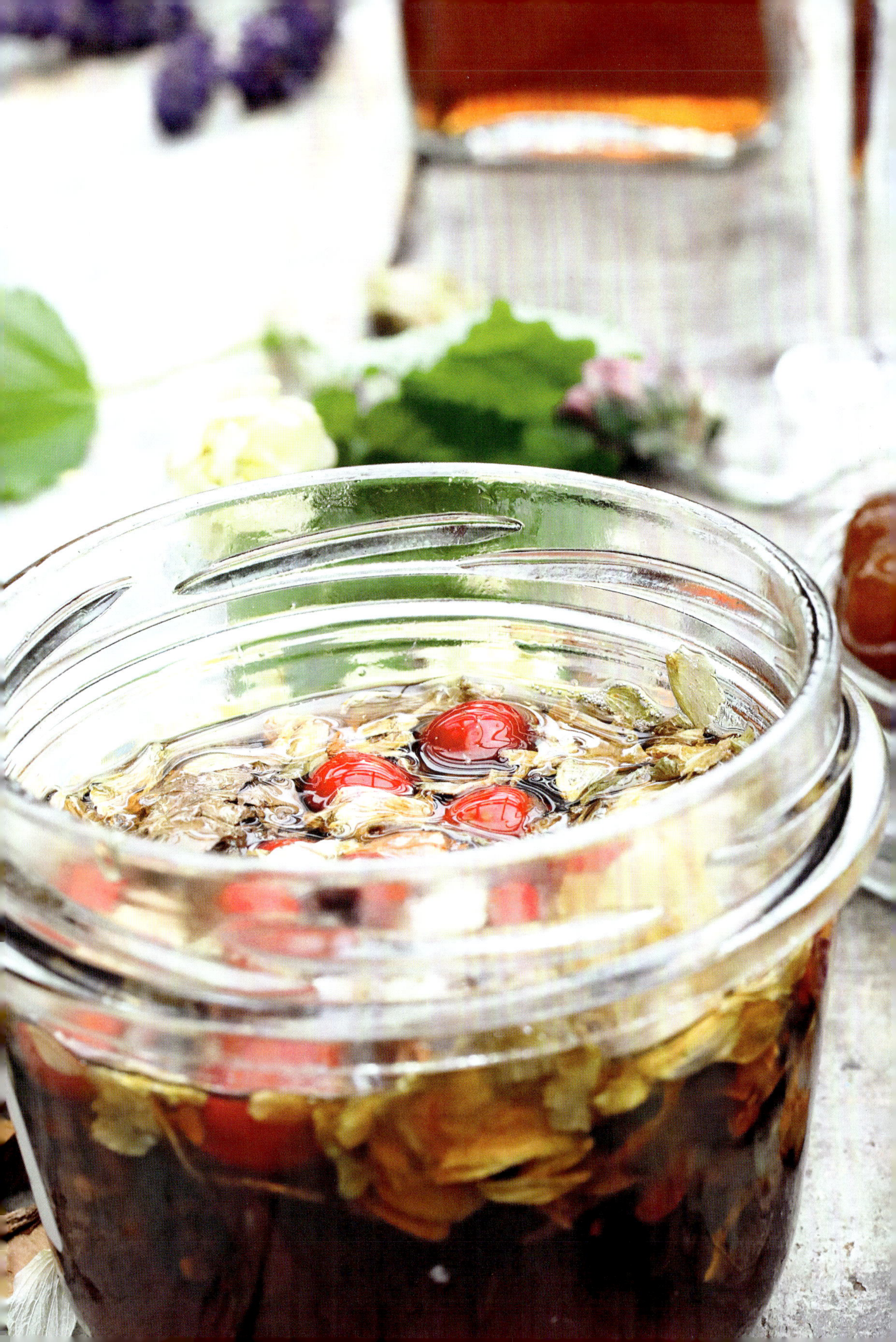

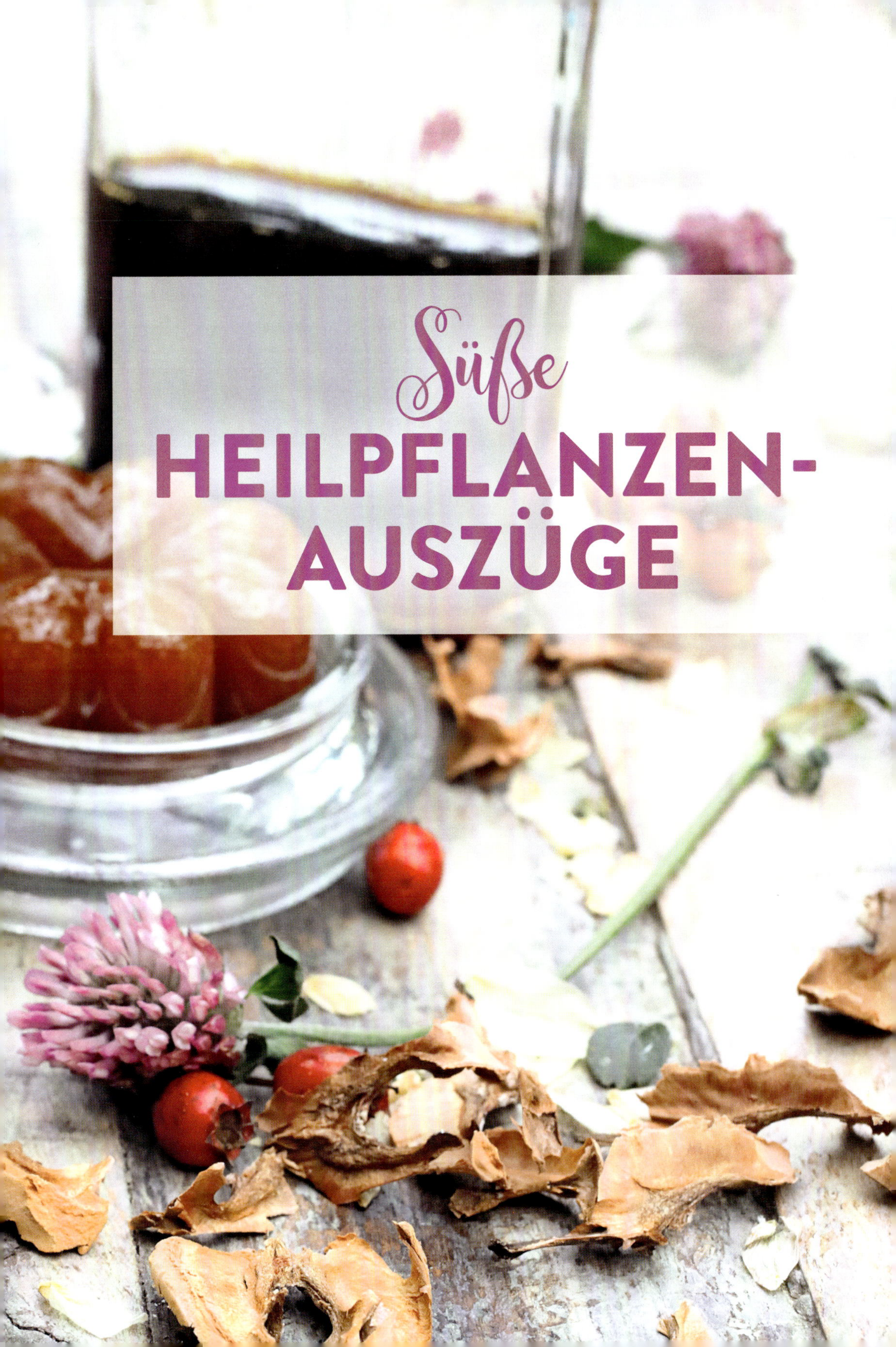

Süße HEILPFLANZEN-AUSZÜGE

Basisrezepte

Die folgenden Basisrezepte sind die Grundlage für die Heilpflanzenrezepturen im Kapitel „Hilfreiche Rezepturen“ ab Seite 82. Da die Zubereitungsart für ein Tonixier, ein Oxymel usw. jeweils immer gleich ist, wird sie im Rezeptekapitel nicht immer wieder neu detailliert erklärt. Sie finden dort Verweise auf die hier genannten Grundrezepte. Wichtig: Bitte beachten Sie auch den Abschnitt „Grundsätzliches zu den Anwendungen“ auf Seite 78.

Die Basisrezepte sind sehr einfach gehalten. Es handelt sich um die Anleitungen, wie man Teezubereitungen, Tonixiere, Honigauszüge, Oxymel, Sirupe und Bonbons herstellt.
Die Grundlage für süße Heilpflanzenauszüge ist häufig eine Teezubereitung, darum wird diese als erstes erklärt. Die anderen Zubereitungsmethoden benötigen unterschiedliche Zubereitungsschritte und teilweise eine längere Auszugszeit. Sie alle haben einen ganz individuellen Geschmack, unterschiedliche Eigenschaften beim Ausziehen der Heilpflanzen und bei den Inhaltsstoffen. Es lohnt sich, zu experimentieren!

Hinweis

Die Mengenangaben der getrockneten Kräuter in den Rezepten entsprechen jeweils **gestrichenen** Tee- oder Esslöffeln.

Wenn es schnell gehen soll

Sollten Sie rasch und unkompliziert einen Heilpflanzenauszug brauchen, lassen sich auf kurzem Weg eine Teezubereitung als Aufguss, Tonixiere sowie die Honigauszüge der Basisrezepte 2 und 3 zubereiten. Diese sind mit wenigen Handgriffen hergestellt und es braucht in der Regel längstens 1 Stunde, bis Sie in den Genuss Ihres selbst hergestellten Hausmittels kommen. Das empfohlene Süßungsmittel der Tonixiere können Sie auch problemlos Ihrem Geschmack oder Ihrer persönlichen Situation entsprechend austauschen.

Hygiene und Beschriften

Verwenden Sie zum Zubereiten und Aufbewahren ausschließlich sehr gut gereinigte Gläser und Flaschen und spülen Sie diese vor dem Befüllen mit kochendem Wasser aus, damit die Zubereitungen lange haltbar bleiben. Und auch noch ganz wichtig: Beschriften Sie Ihre Zubereitungen mit einem Etikett mit Herstellungsdatum und Inhalt. Sobald Sie mehrere Zubereitungen auf Vorrat haben, sind diese sonst allzu leicht zu verwechseln.

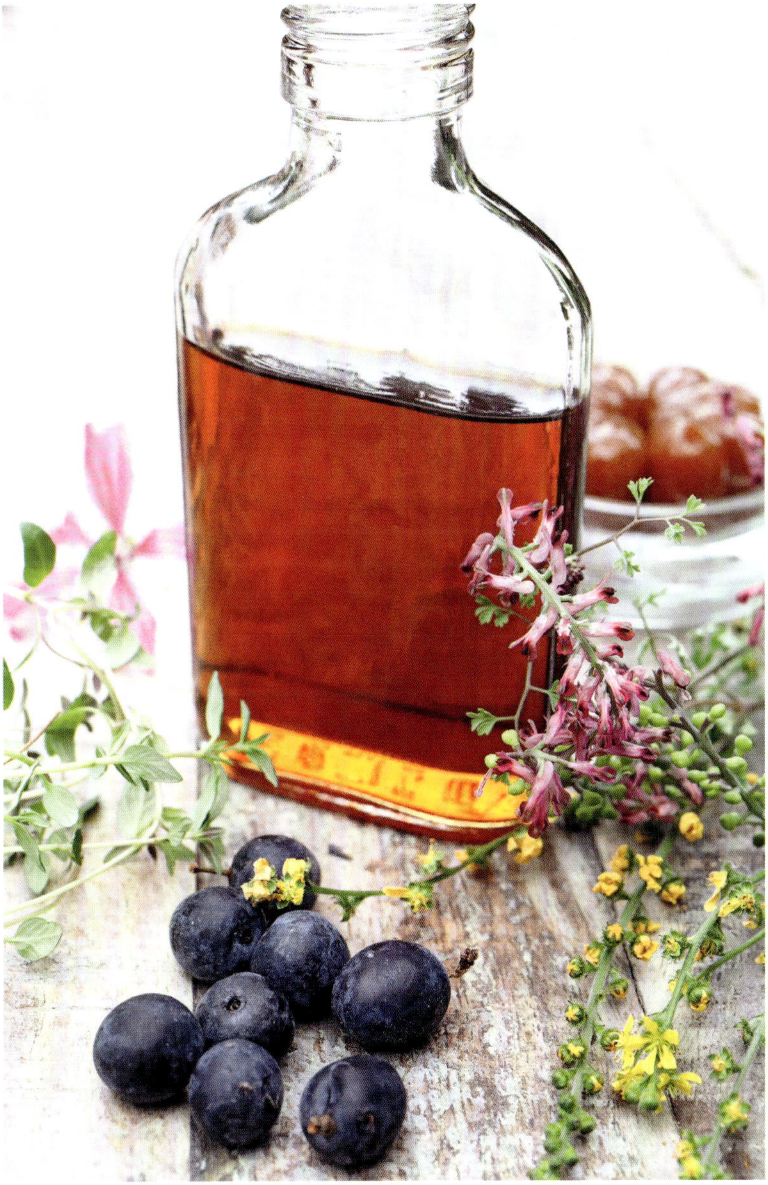

Süße Heilpflanzenauszüge sind mehrere Tage haltbar.

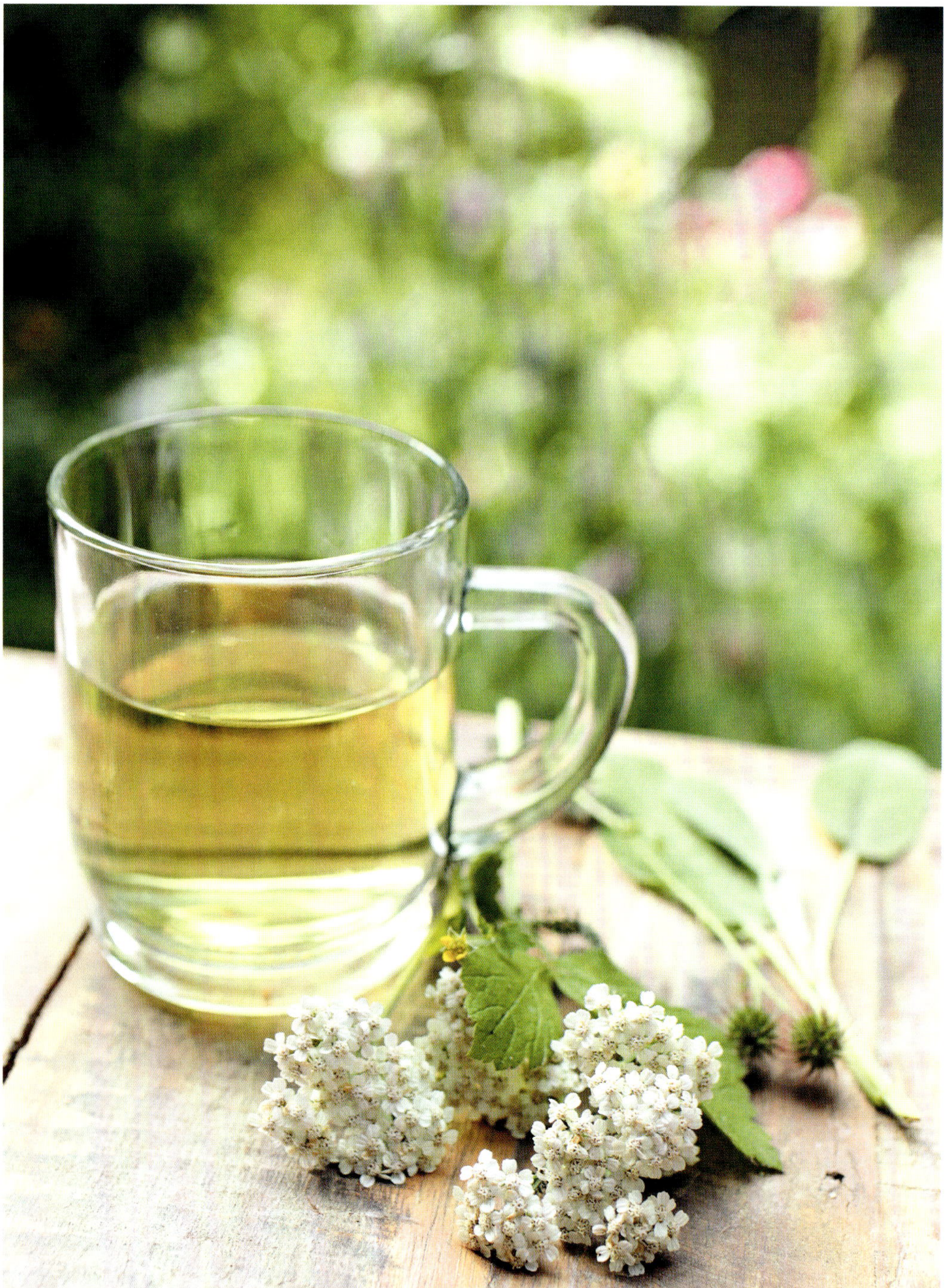

Kräutertee ist der einfachste und
bekannteste Kräuterauszug

TEEZUBEREITUNGEN

Um die wertgebenden Inhaltsstoffe aus Pflanzen bestmöglich in einer Teebereitung zu lösen, bedarf es dieser drei unterschiedlichen Zubereitungsarten. Genießen Sie jede Tasse Ihrer frisch hergestellten Teezubereitung bewusst, Schluck für Schluck. Probieren Sie dabei, die verwendeten aromatischen Kräuter über ihren Geruchs- oder Geschmackssinn zu erfahren.

Aufguss (Infus)

- 1 EL frische oder 1 TL getrocknete Kräuter mit 250 ml heißem Wasser übergießen, für 3–10 Minuten ziehen lassen und filtrieren.
- Kräuter mit vorwiegend ätherischen Ölen während der Ziehzeit unbedingt abdecken (ätherische Öle verflüchtigen sich sonst).
- Sind in Teemischungen Wurzeln und Rinden enthalten, diese nur stark zerkleinert hinzugeben.

Der Aufguss ist die klassische Form der Teezubereitung, er wird weitgehend für das Kraut von Pflanzen angewendet. Das sind ***Blätter, Blüten und Stängel****, also alle oberirdisch wachsenden Pflanzenteile.*

Abkochung (Dekokt)

- 1 EL frisches oder 1 TL getrocknetes Pflanzengut mit 250 ml kaltem Wasser ansetzen, kurz aufkochen, 10–30 Minuten bedeckt leicht köcheln lassen und filtrieren.

Diese Zubereitungsart ist am besten für ***Früchte, Samen, Rinden, Wurzeln*** *und sehr harte bis holzige Pflanzenteile mit zum Teil schwer löslichen Inhaltsstoffen geeignet.*

Kaltwasserauszug (Mazerat)

- 1 EL frische oder 1 TL getrocknete Kräuter mit 200–250 ml kaltem Wasser übergießen, für längstens 4 Stunden bei Raumtemperatur bedeckt ziehen lassen und filtrieren.
- Kalt oder leicht erwärmt in kleinen Schlucken direkt trinken.

Diese Zubereitungsart wählt man meistens für Pflanzen, welche vorwiegend Schleimstoffe enthalten.

Tipp

Die gefilterten Kräuter sind nach der Teezubereitung eine wertvolle Düngung für ihre Zimmer- oder Gartenpflanzen.

TONIXIER

„Tonixier" ist meine eigene Wortschöpfung aus Tonikum und Elixier. In vielen Versuchen habe ich diese neue, in meinen Augen sehr sinnvolle Zubereitungsart entwickelt. Tonixiere liefern eine gezielte Versorgung mit Mikronährstoffen zum Schutz der Zellen vor antioxidativem Stress. Sie setzen sich aus fünf natürlichen Zutaten zusammen: einer hochdosierten Teezubereitung aus jeweils drei aufeinander abgestimmten, heimischen Wild- und Gartenpflanzen mit Wasser sowie einem dazu passenden alternativen Süßungsmittel zur Wirkungsverstärkung, für Wohlgeschmack und für eine zumindest mehrtägige Haltbarkeit. Aus ökologischen Gründen werden in den Rezepturen ausschließlich regionale Süßungsmittel eingesetzt. Entsprechend Ihrer eigenen Vorlieben, Ihrer persönlichen Disposition oder ökologischen Einstellung können Sie mit der gleichen Mengenzugabe eines anderen Süßungsmittels Ihre individuelle Auswahl treffen. Die passenden Informationen zu den Süßungsmitteln finden Sie ab Seite 25.

BASISREZEPT FÜR TONIXIER

- einzelne Pflanze oder Pflanzentrio, je nach Rezeptur
- 100 g alternatives Süßungsmittel, je nach Rezeptur
- optional 1 TL Pflanzenöl (das in einigen Süßungsmitteln enthaltene Beta-Carotin zählt zu den fettlöslichen Vitaminen; wenn Sie gleich Öl mit in das Tonixier mischen, kann dieses Vitamin vom Körper aufgenommen werden.)
- 250-ml-Flasche

- Vorbereitete Pflanzen mischen und daraus eine Teezubereitung nach den Basisrezepten auf Seite 61 herstellen.
- 150 ml der Teezubereitung mit dem ausgewählten, alternativen Süßungsmittel mischen.
- Das Tonixier in die Flasche füllen und die Einnahme kann beginnen.

Zubereitungszeit: Bei Tonixieren auf der Basis von einem Aufguss in der Regel 60 Minuten. Falls Sie eine Abkochung oder einen Kaltwasserauszug benötigen, braucht man 2 bis mehrere Stunden.

Einnahme: Täglich 60 ml auf eine oder bis zu drei Portionen verteilt. Am besten immer vor oder nach der Mahlzeit, um den Blutzuckerspiegel konstant zu halten.
Die effektivste Form der Einnahme ist, wenn Sie das Tonixier möglichst lange im Mundraum lassen. Hierbei werden bereits über die Mundschleimhaut Wirkstoffe resorbiert. Ist Ihnen das geschmacklich zu intensiv, nehmen Sie das Tonixier pur als Shot oder verdünnt mit Wasser bzw. einer Teezubereitung ein. Vor der Einnahme immer gut schütteln.

Haltbarkeit: Frisch zubereitet ist das Tonixier im Kühlschrank einige Tage haltbar und bedarf keiner zusätzlichen Konservierungsmittel. Möchten Sie das Tonixier über einen längeren Zeitraum einnehmen, können Sie es nach dem Aufbrauchen wieder frisch zubereiten. Falls Sie größere Mengen herstellen möchten, lohnt sich das **Pasteurisieren**. Dazu muss das Tonixier auf mindestens 75 °C erhitzt, in Flaschen gefüllt und sofort verschlossen werden. Pasteurisiert, gut verschlossen, dunkel und kühl gelagert hält es sich mehrere Wochen. Nach dem Öffnen ist das pasteurisierte Tonixier dann ebenfalls einige Tage haltbar, wenn es im Kühlschrank gelagert wird. Ausnahme: Bei Kaltauszügen ist das Pasteurisieren nicht empfehlenswert!

Pasteurisieren

Das Erhitzen auf 75 °C erfolgt im Kochtopf. Rühren Sie die Mischung während des Erwärmens immer mal wieder um und benutzen Sie zur Messung der Temperatur ein Thermometer. Unter Zuhilfenahme eines Trichters kann das jetzt keimarme Tonixier unproblematisch in die zuvor gereinigten, heiß ausgespülten Flaschen eingefüllt werden.

Tonixiere finden Sie hier:

Tonixiere mit Apfeldicksaft: Abwehr stärken im Frühsommer (Seite 85), Trockener Reizhusten (Seite 99), Darmgesundheit (Seite 103)
Tonixiere mit Aprikosensirup: Hautstoffwechsel (Seite 119), Krampfartige Regelbeschwerden (Seite 111), Herz und Kreislauf (Seite 121)
Tonixiere mit Birnendicksaft: Anspannung und nervöse Unruhe (Seite 139), Konzentrationsschwäche (Seite 123), Verstimmung und Melancholie (Seite 141)
Tonixiere mit Gerstenmalzsirup: Energie gewinnen (Seite 105), Kopfweh (Seite 125), Männergesundheit (Seite 115)
Tonixiere mit Zuckerrübensirup: Produktiver Husten (Seite 101), Leber und Galle (Seite 127), Säure-Basen-Haushalt (Seite 133)

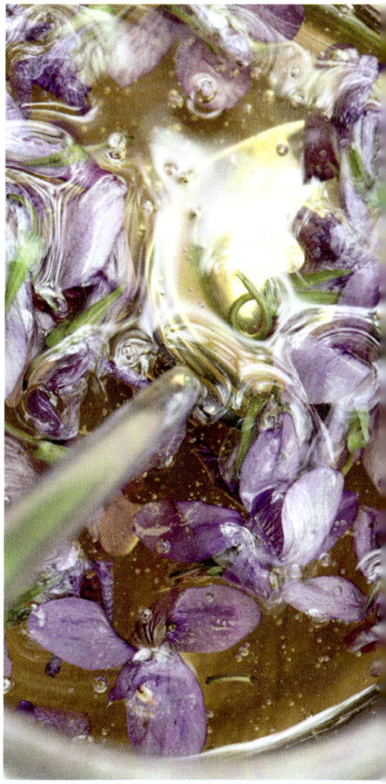

Beim Tonixier wird der Teeauszug mit dem Süßungsmittel gemischt.

HONIGAUSZÜGE

Echter Bienenhonig enthält mehr als 250 Inhaltsstoffe. Darunter Vitamine, Mineralstoffe, Spurenelemente und Enzyme, die in dieser natürlichen Form dem Organismus sehr zuträglich und eine Wohltat für das Immunsystem sind. Seine antibiotischen und antiviralen Eigenschaften machen ihn zu einem wertvollen naturheilkundlichen Begleiter.
Heilsame Wirkstoffe aus Pflanzen lösen sich ausgezeichnet darin und gleichzeitig trägt der natürlich hohe Zuckergehalt zur Konservierung bei. Zur Zubereitung der unterschiedlichen Honigauszüge werden frische, getrocknete oder pulverisierte Pflanzenteile verwendet. Bevorzugen Sie Honig aus Ihrer Region von einem Imker Ihres Vertrauens. Dies ist meist der beste für Ihre Abwehrkräfte.
Die im folgenden aufgeführten Basisrezepte 1, 2 und 3 der Honigauszüge unterscheiden sich zum einen in der Dauer der Zubereitungszeit, zum anderen in ihrer Wirkstoffdichte. Basisrezept 1 benötigt nach der Herstellung noch eine vierwöchige Auszugszeit. Basisrezept 2 und 3 können direkt nach der Herstellung eingenommen werden. Basisrezept 2 enthält dabei die größte Wirkstoffdichte, hier werden die Pflanzenteile sehr stark zerkleinert und sogleich in den Honig eingearbeitet. Diese Mischung kann sofort eingenommen werden. Bei Basisrezept 3 wird zunächst eine Teezubereitung hergestellt und diese in Anteilen mit dem Honig vermengt. Abhängig vom Zeitaufwand der Teezubereitung dauert dies zwischen 1 und bis zu 4 Stunden.

BASISREZEPT 1

- einzelne Pflanze oder Pflanzentrio, je nach Rezeptur (mit frisch geernteten Pflanzen wird bei dieser Zubereitung eine höhere Wirkstoffkonzentration erzielt)
- 250 g flüssiger Honig
- helles 500-ml-Schraubdeckelglas

- Vorbereitete Pflanzen in das Glas geben, mit dem flüssigen Honig übergießen, sodass alle Pflanzenteile gut bedeckt sind. Das Glas fest zudrehen und den Honigansatz für 4 Wochen an einem schattigen, wohltemperierten Platz in der Wohnung ziehen lassen.
- Um die Inhaltsstoffe optimal zu lösen, sollten Sie innerhalb dieses Zeitfensters das Glas jeden Tag einmal umdrehen, sodass es jeden zweiten Tag auf dem Kopf steht. Nach Ablauf der 4 Wochen sind die Wirkstoffe der Pflanzen in den Honig übergegangen.
- Nun durch ein engmaschiges Küchensieb filtrieren, sodass keine Pflanzenteile zurückbleiben. Die Pflanzenmischung dabei sorgfältig ausdrücken.
- Den fertigen Honigauszug dunkel und kühl lagern.

Zubereitungszeit: 45 Minuten plus 4 Wochen Ziehzeit.

Einnahme: Mehrmals täglich 1 TL, am besten immer vor oder direkt nach der Mahlzeit, um den Blutzuckerspiegel konstant zu halten. Die effektivste Form der Einnahme ist pur, wenn Sie den Honigauszug langsam im Mund zergehen lassen. Hierbei werden bereits über die Mundschleimhaut Wirkstoffe resorbiert.
Vorzüglich schmeckt der Honigauszug auch verdünnt in einem Glas Wasser, Tee, Milch oder Pflanzendrink. Um die wertgebenden Inhaltsstoffe des Honigs zu erhalten, achten Sie bitte darauf, dass das zugegebene Getränk der Trinktemperatur entspricht.

Haltbarkeit: Im Kühlschrank gelagert etwa 1 Jahr (wichtig: nur mit einem sauberen Löffel entnehmen!). Sind überwiegend frisch geerntete Pflanzenteile enthalten, reduziert sich wegen des Wasseranteils die Haltbarkeit auf etwa ein halbes Jahr.

BASISREZEPT 2

- einzelne Pflanze oder Pflanzentrio, je nach Rezeptur (frisch oder getrocknet)
- 250 g cremiger Honig
- 500-ml-Schraubdeckelglas

- Vorbereitete Pflanzen mit einem Wiegemesser sehr klein schneiden. Harte Pflanzenteile wie Wurzeln mit einer Reibe, dem elektrischen Pürierstab oder einer Gewürzmühle stark zerkleinern, gegebenenfalls pulverisieren. (Genaue Anleitung siehe im Rezeptteil).
- Cremigen Honig in das Glas geben, die zerkleinerten Pflanzenteile sorgfältig unterrühren und die Einnahme kann beginnen.
- Honig und Pflanzen werden in dieser Zubereitung direkt zusammen eingenommen. Der Auszug bedarf weder einer Ziehzeit noch einer Filtration.

Zubereitungszeit: 45 Minuten.

Einnahme: Mehrmals täglich 1 TL, am besten immer vor oder direkt nach der Mahlzeit, um den Blutzuckerspiegel konstant zu halten. Die effektivste Form der Einnahme ist pur, wenn Sie den Honigauszug langsam im Mund zergehen lassen. Hierbei werden bereits über die Mundschleimhaut Wirkstoffe resorbiert.
Wegen der am Boden abgesetzter Pflanzenteile die Honigmischung vor der Einnahme immer gründlich umrühren.

Vorzüglich schmeckt der Honigauszug auch verdünnt in einem Glas Wasser, Tee, Milch oder Pflanzendrink. Um die wertgebenden

Inhaltsstoffe des Honigs zu erhalten, achten Sie bitte darauf, dass das zugegebene Getränk der Trinktemperatur entspricht.

Haltbarkeit: Im Kühlschrank gelagert etwa 3 Monate (wichtig: nur mit einem sauberen Löffel entnehmen!).

BASISREZEPT 3

- einzelne Pflanzen oder Pflanzentrio, je nach Rezeptur (frisch oder getrocknet)
- 100 g Honig nach Wahl
- 250-ml-Flasche

- Vorbereitete Pflanzen mischen und daraus eine Teezubereitung nach den Basisrezepten auf Seite 61 herstellen. Ist dies ein Kaltwasserauszug können Sie direkt mit der Zubereitung fortfahren, sollte ein Aufguss oder eine Abkochung die Basis bilden, lassen Sie diese vor der weiteren Verarbeitung auf 40 °C abkühlen.
- 150 ml der Teezubereitung mit dem Honig mischen.
- Mischung in die Flasche füllen und die Einnahme kann beginnen. Der Auszug bedarf keiner Ziehzeit.

Zubereitungszeit: 60 Minuten. Falls Sie eine Abkochung oder einen Kaltwasserauszug benötigen, braucht man 2 bis mehrere Stunden.

Einnahme: Täglich 60 ml auf eine oder bis zu drei Portionen verteilt, am besten immer vor oder direkt nach der Mahlzeit, um den Blutzuckerspiegel konstant zu halten. Die effektivste Form der Einnahme ist pur, wenn Sie den Honigauszug langsam im Mund zergehen lassen. Hierbei werden bereits über die Mundschleimhaut Wirkstoffe resorbiert.
Vorzüglich schmeckt der Honigauszug auch verdünnt in einem Glas Wasser, Tee, Milch oder Pflanzendrink. Um die wertgebenden Inhaltsstoffe des Honigs zu erhalten, achten Sie bitte darauf, dass das zugegebene Getränk der Trinktemperatur entspricht.

Haltbarkeit: Im Kühlschrank gelagert einige Tage.

Honigauszüge finden Sie hier:
Nach Basisrezept 1: Erschöpfung und Rekonvaleszenz (Seite 107), Erholsamer Schlaf (Seite 137)
Nach Basisrezept 2: Abwehr stärken im Spätherbst und Winter (Seiten 91), Wechseljahre Seite 113)
Nach Basisrezept 3: Beginnende Erkältungsbeschwerden lindern (Seite 93), Magen (Seite 129)

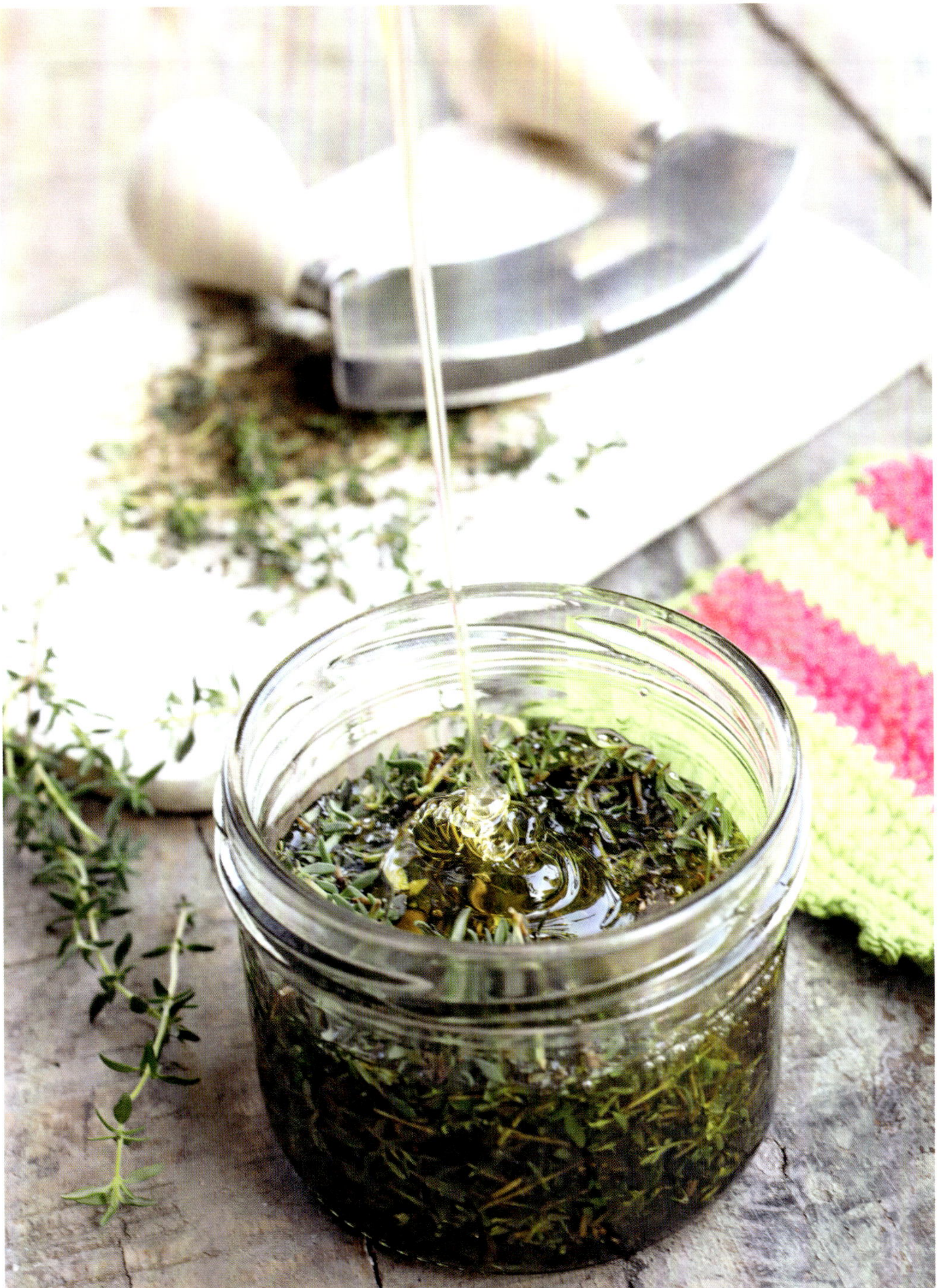

Honigauszug mit Thymian

OXYMEL

Oxymel, auch als Sauerhonig bezeichnet, ist eine Mischung aus Apfelessig und Honig. Es setzt sich aus den Silben „oxy" (sauer) und „mel" (Honig) zusammen. Das traditionelle Hausmittel gilt in den unterschiedlichsten Kulturen als allgemeines Stärkungsmittel. Kein Wunder, denn sowohl Essig als auch Honig liefern dem Organismus eine enorme Nährstoffdichte in natürlicher Form. Zur Wirkungsverstärkung werden ausgewählte Heilpflanzen hinzugefügt.

Die beste Qualität steckt in naturtrübem Bio-Apfelessig. In der Herstellung wird dieser weder erhitzt noch gefiltert, wodurch seine wertvollen Inhaltsstoffe erhalten bleiben. Ein Bodensatz und natürliche Schwebstoffe, welche sich in den Flaschen zeigen können, unterstreichen seine Qualität. Reichlich vorhandene Vitamine, Mineralstoffe, Spurenelemente und Enzyme versorgen Ihren Organismus, sodass eine regelmäßige Einnahme unter anderem einen Mineralstoffmangel ausgleichen kann. Er stärkt die Abwehrkräfte, wirkt entschlackend, kurbelt Stoffwechsel und Verdauung an und hat zudem antibakterielle Eigenschaften.

BASISREZEPT

- einzelne Pflanze oder Pflanzentrio, je nach Rezeptur (frisch oder getrocknet)
- 80 ml naturtrüber Apfelessig
- 170 g flüssiger Honig (generell können Sie das Mischungsverhältnis von Essig zu Honig variieren, probieren Sie aus, wie es Ihnen am besten schmeckt und bekommt)
- helles 500-ml-Schraubdeckelglas

- Apfelessig und Honig im Glas mischen und die vorbereiteten Pflanzen unterrühren. Das gesamte Pflanzenmaterial muss großzügig in der Flüssigkeit schwimmen.
- Das Glas mit dem Deckel verschließen und die Mischung für 3 Wochen an einem schattigen, wohltemperierten Platz in der Wohnung ziehen lassen. Innerhalb dieses Zeitfensters einmal täglich umrühren. Pflanzenteile, die am inneren Glasrand kleben bleiben, immer gleich ablösen. Nach Ablauf der 3 Wochen sind die Wirkstoffe der Pflanzen in das Oxymel übergegangen.
- Nun durch ein engmaschiges Küchensieb filtrieren, sodass keine Pflanzenteile zurückbleiben. Die Pflanzenmischung dabei sorgfältig ausdrücken.
- Das Oxymel in eine dunkle Flasche füllen und die Einnahme kann beginnen.

Zubereitungszeit: 45 Minuten, Ziehzeit 3 Wochen.

Einnahme: Täglich 1 EL, bestenfalls vor dem Frühstück. Pur als Shot oder verdünnt in einem Glas Wasser, Tee oder Saft. Nach Belieben können Sie abends eine weitere Portion einnehmen. Vor der Einnahme immer gut schütteln.

Haltbarkeit: Bei kühler und dunkler Lagerung mindestens 6 Monate.

Achtung: Säure und Metall
Beachten Sie, dass Essigsäure das Blech des Schraubglas-Deckels oxidieren lässt. Zum Schutz können Sie einen unbeschichteten Blechdeckel mit Frischhaltefolie auskleiden. Oder Sie besorgen sich Apothekengläser mit einem Glas-, Holz- oder Korkdeckel.

Oxymel finden Sie hier:
Abwehr stärken im (Vor-)Frühling (Seite 83), Abwehr stärken im Spätsommer (Seite 87), Abwehr stärken im Herbst (Seite 89), Frauengesundheit (Seite 109), Gelenke (Seite 117), Nieren und Blase (Seite 131)

Oxymel

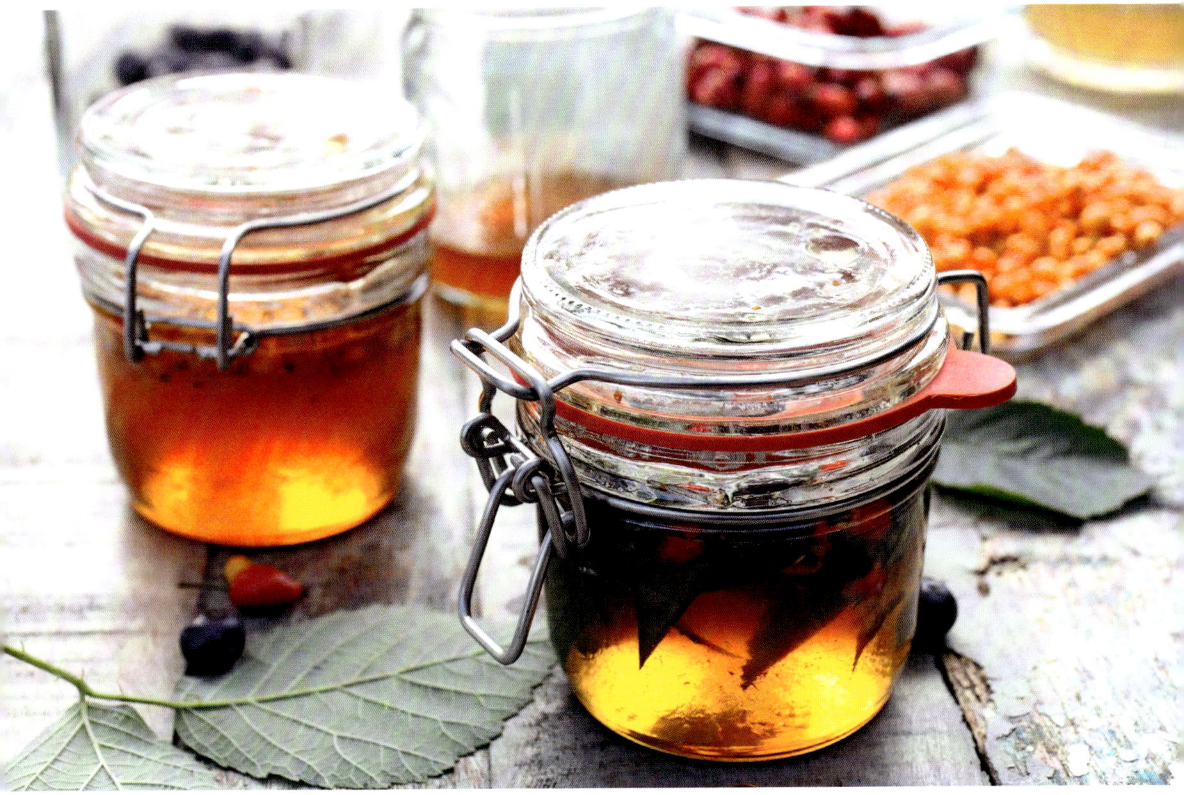

SIRUP

Das Zubereiten von Sirupen bereitet mir insbesondere während der Sommermonate eine große Freude, wenn in Garten und Natur die Pflanzen ihre duftenden Aromen verströmen und sich in ihrer ganzen Fülle zeigen.
Sirupe sind eine Kombination aus Pflanzen, Zucker und Wasser. Zucker zählt genauso wie beispielsweise Salz, Honig oder Essig zu den natürlichen Konservierungsmitteln, welche, im richtigen Verhältnis zugemischt, Lebensmitteln ihre Haltbarkeit garantieren. Möchten Sie einen Sirup herstellen, der für längere Zeit genuss- und lagerfähig ist, muss das Verhältnis von Zucker zu Wasser bei 1:1 liegen. Die wasserbindende Konzentration von Zucker ist dabei entscheidend. Eine Reduzierung des Zuckergehaltes verkürzt die Haltbarkeit.

Sirup haltbar machen

Möchten Sie Sirup auf Vorrat zubereiten, lohnt sich das Pasteurisieren (Seite 63). Dazu muss der Sirup beim Befüllen der Flaschen mindestens 75 °C heiß sein und sofort verschlossen werden. Pasteurisiert, gut verschlossen, dunkel und kühl gelagert halten sich die unterschiedlichen Sirupe mehrere Monate.

Dosierung und Genuss von Sirupen

Lassen Sie täglich mehrere EL im Mund zergehen oder nehmen Sie ihn verdünnt ein. Portionieren Sie Sirupe so, wie Sie Ihnen am besten schmecken. Ich persönlich bevorzuge eine Mischung von 10 ml Sirup in 200 ml Flüssigkeit.
Während der Sommermonate können Sie Sirupe kalt zur Erfrischung, während der Wintermonate heiß als wärmendes Getränk genießen. Genauso können sie zum Süßen und zur Wirkungsverstärkung in Erkältungs- oder weiteren Tees verwendet werden.

BASISREZEPT 1 FÜR SIRUP

- einzelne Pflanze oder Pflanzentrio, je nach Rezeptur (frisch oder getrocknet)
- 1000 g Rübenzucker
- verschließbare Glasflaschen

- Die vorbereiteten Pflanzen mit 1200 ml frisch abgekochtem Wasser in einem Topf übergießen, abdecken und abkühlen lassen. Ungefiltert für längstens 4 Stunden an einen kühlen Ort stellen.
- Aufguss danach filtrieren und die Pflanzen dabei gut ausdrücken.
- Von der verbliebenen Flüssigkeit 1 l abmessen, mit Rübenzucker mischen und kurz aufkochen lassen. Dann bei schwacher Hitze unter gelegentlichem Rühren für 30 Minuten köcheln.
- Nun den Sirup in Flaschen füllen und die Einnahme kann beginnen.

Zubereitungszeit: Mehrere Stunden.

Einnahme: Täglich mehrere EL vor oder direkt nach der Mahlzeit.

Haltbarkeit: Im Kühlschrank gelagert mindestens 4 Wochen.

BASISREZEPT 2: EINGEDICKTER SIRUP ODER „VEGANER HONIG“

einzelne Pflanze oder Pflanzentrio, je nach Rezeptur (frisch oder getrocknet)

1000 g Rübenzucker

Weithalsgläser

- Die vorbereiteten Pflanzen mit 1200 ml frisch abgekochtem Wasser in einem Topf übergießen, abdecken und abkühlen lassen. Ungefiltert für längstens 4 Stunden an einen kühlen Ort stellen.
- Den Aufguss danach filtrieren und die Pflanzen dabei sehr gut ausdrücken.
- Von der verbliebenen Flüssigkeit 1 l abmessen, mit Rübenzucker mischen und kurz aufkochen lassen. Dann bei schwacher Hitze unter gelegentlichem Rühren für mehrere Stunden, bis zur gewünschten Konsistenz, leise köcheln lassen. Je länger das Zuckergemisch köchelt, desto zähflüssiger wird die Masse. Um die von Ihnen gewünschte Festigkeit zu erreichen, entnehmen Sie der siedenden Masse ab und zu mit einem Teelöffel eine kleine Probe und lassen sie auf einem Teller abkühlen. Erst abgekühlt ist der tatsächliche Zustand erkennbar.
- Sind Sie mit dem Ergebnis zufrieden, kann der eingedickte Sirup in Gläser gefüllt werden.

Diese Rezeptur ist keiner Anwendung zugeordnet, sondern ein feines Genussrezept. Der eingedickte Sirup eignet sich wunderbar als Honigersatz.

Zubereitungszeit: Mehrere Stunden.

Haltbarkeit: Im Kühlschrank gelagert mindestens 4 Wochen.

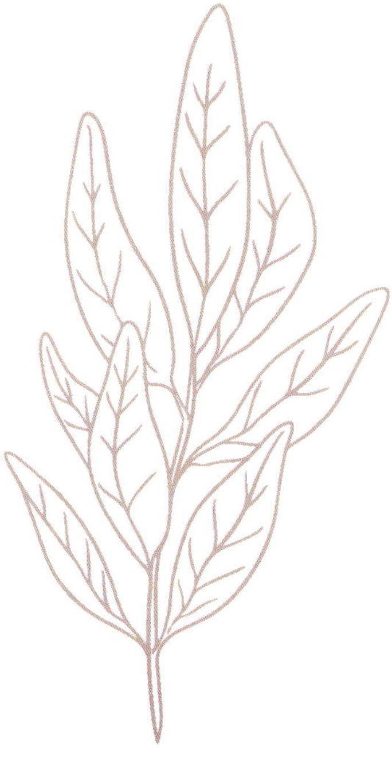

BASISREZEPT 3: SIRUP MIT BIRKENZUCKER

einzelne Pflanze oder Pflanzentrio, je nach Rezeptur (frisch oder getrocknet)

100 g Birkenzucker (bei diesem Rezept können Sie die Menge des Zuckers frei nach Ihrem Gusto bestimmen, weil er die Konservierung nicht wesentlich beeinflusst)

350-ml-Flasche

- Birkenzucker mit 250 ml Wasser in einem ausreichend großen Kochtopf mischen, unter Rühren erwärmen, bis der Zuckeraustauschstoff vollständig gelöst ist. Dann die Pflanzen hinzufügen und unter gelegentlichem Rühren für 20 Minuten schwach köcheln lassen.
- Nun durch ein engmaschiges Küchensieb sorgfältig filtrieren, sodass keine Pflanzenteile zurückbleiben. Die Pflanzenmischung dabei sorgfältig ausdrücken.
- Sirup in die Flasche füllen und die Einnahme kann beginnen.

Zubereitungszeit: 45 Minuten.

Einnahme: Zu große Einnahmemengen von Birkenzucker können Verdauungsbeschwerden verursachen. Beobachtungen zufolge sollen zu Beginn maximal 0,5 g Birkenzucker je kg Körpergewicht pro Tag verzehrt werden. Einnahme über den Tag verteilt, unabhängig von den Mahlzeiten. Kaum Beeinflussung des Blutzuckerspiegels.

Haltbarkeit: Im Kühlschrank gelagert einige Tage.

BASISREZEPT 4: SIRUP MIT ERYTHRIT

einzelne Pflanze oder Pflanzentrio, je nach Rezeptur (frisch oder getrocknet)

100 g Erythrit (bei diesem Rezept können Sie die Menge des Zuckers, genauso wie beim vorigen Rezept, frei nach Ihrem Gusto bestimmen, weil er die Konservierung nicht beeinflusst)

350-ml-Flasche

- Erythrit mit 250 ml Wasser in einem ausreichend großen Kochtopf mischen, unter Rühren erwärmen bis der Zuckeraustauschstoff vollständig gelöst ist. Dann die Pflanzen hinzufügen und unter gelegentlichem Rühren für 20 Minuten schwach köcheln lassen.
- Nun durch ein engmaschiges Küchensieb sorgfältig filtrieren, sodass keine Pflanzenteile zurückbleiben. Die Pflanzenmischung dabei sorgfältig ausdrücken.
- Sirup in die Flasche füllen und die Einnahme kann beginnen. Beim Erkalten oder während des Lagerns können sich Kristalle bilden, die jedoch keinen Einfluss auf die Qualität haben.

Zubereitungszeit: 45 Minuten.

Einnahme: Zu große Einnahmemengen von Erythrit können Verdauungsbeschwerden verursachen. Beobachtungen zufolge sollen zu Beginn maximal 1,0 g Erythrit je kg Körpergewicht pro Tag verzehrt werden. Einnahme über den Tag verteilt, unabhängig von den Mahlzeiten. Kaum Beeinflussung des Blutzuckerspiegels.

Haltbarkeit: Im Kühlschrank gelagert einige Tage.

Sirupe finden Sie hier:

Nach Basisrezept 1: Schnupfen (Seite 95)
Nach Basisrezept 3: Halsweh (Seite 97)
Nach Basisrezept 4: Stoffwechsel aktiv (Seite 135)

Vorbereitung für einen Sirup mit Fichtenspitzen

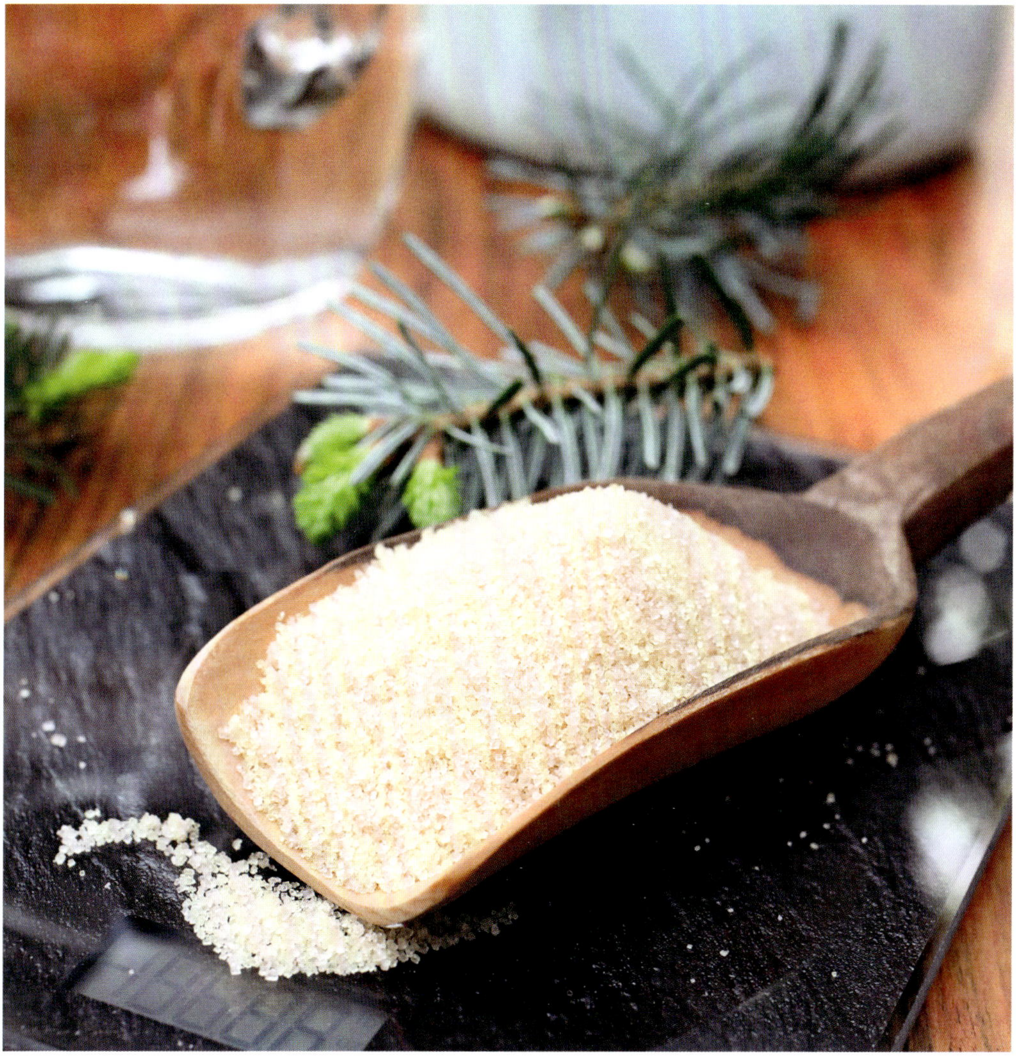

BONBONS

Neben dem guten Gefühl ein wohlschmeckendes Bonbon zu lutschen, zeigen sich noch einige andere Vorteile auf. Während ein Bonbon in unserem Mund zergeht, sammelt sich vermehrt Speichel an, was Mund und Rachenraum und zudem Schleimhäute und Stimmbänder pflegt. Bakterien und Viren können sich nur bedingt einnisten. Auch einem lästigen Kratzen im Hals und ständigem Räuspern setzt man durch das Lutschen eines Bonbons im Mund ein Ende.
Eine Einnahmeempfehlung gebe ich hier nicht – Bonbons lutschen Sie einfach nach Bedarf.
Die **Vorbereitungszeit** der einzelnen Bonbonrezepturen beträgt etwa 45 Minuten. Je nach Größe und Rezept benötigen die Bonbons einige Minuten oder auch Stunden zum Aushärten.

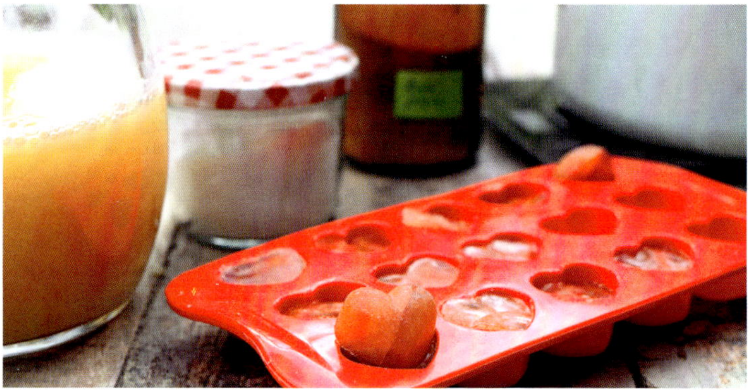

Zubereitung von Bonbons in einer Bonbonform

RÜBENZUCKER-HONIG-BONBONS

Diese wohltuenden Bonbons mit angenehmem Honiggeschmack sind von harter Konsistenz.

- 2 EL frisches, kleingeschnittenes, alternativ 1 EL getrocknetes Zistrosenkraut
- 150 g Rübenzucker
- 50 g Honig
- 2 EL Apfelessig

» Rezeptempfehlung zur Abwehrstärkung im Frühsommer

- Zistrosenkraut mit 200 ml heißem Wasser übergießen, dann für 15 Minuten ziehen lassen und filtrieren.
- Von der Teezubereitung 150 ml abmessen und Rübenzucker, Honig sowie Apfelessig hinzufügen. Nun etwa 30 Minuten unter Rühren köcheln lassen.
- Wenn die Masse sichtbar zu karamellisieren beginnt, wird sie zum Aushärten in Bonbonförmchen gefüllt.

Haltbarkeit: Gekühlt gelagert 4 Wochen.

BIRKENZUCKER-BONBONS

Diese köstlichen Bonbons sind sehr gut für Kinder und Diabetiker geeignet. Birkenzucker enthält bei gleicher Süßkraft und gleichem Geschmack wie Haushaltszucker 40 % weniger Kalorien, beeinflusst den Blutzuckerspiegel kaum und schützt die Zähne vor Karies.

- 2 EL frische, kleingeschnittene, alternativ 1 EL getrocknete Salbeiblätter
- 200 g Birkenzucker
- 1 EL Apfelessig

» Rezeptempfehlung bei Halsweh

- Birkenzucker (ohne Wasserzugabe) bei schwacher Hitze unter Rühren schmelzen, bis alle Kristalle gelöst sind.
- Herdplatte ausschalten, Salbeiblätter und Essig untermengen. Unter gelegentlichem Rühren in der Restwärme für 30 Minuten ziehen lassen. Danach die Mischung erneut erwärmen, bis sie wieder eine flüssige Konsistenz erreicht hat.
- Nun die Pflanzenteile durch ein Küchensieb filtrieren und die Zuckermasse entweder in Bonbonförmchen füllen oder in kleinen Tupfen auf einem mit Backpapier ausgelegten Backblech verteilen.

Haltbarkeit: Gekühlt gelagert 4 Wochen.

Mein Tipp

Bei dieser Rezeptur können Sie sehr gut Farbe ins Spiel bringen. Wählen sie beispielsweise Malvenblüten als Pflanzengut aus, werden die Bonbons lila. Genauso können Sie durch die Zugabe von 1 TL Pflanzenpulver aus Holunderbeeren dunkelblaue oder durch Gerstengras-Pulver grüne Bonbons zaubern. Probieren Sie weitere Möglichkeiten der Farbgebung und der geschmacklichen Vielfalt mit Gewürzen und Pflanzen aus.

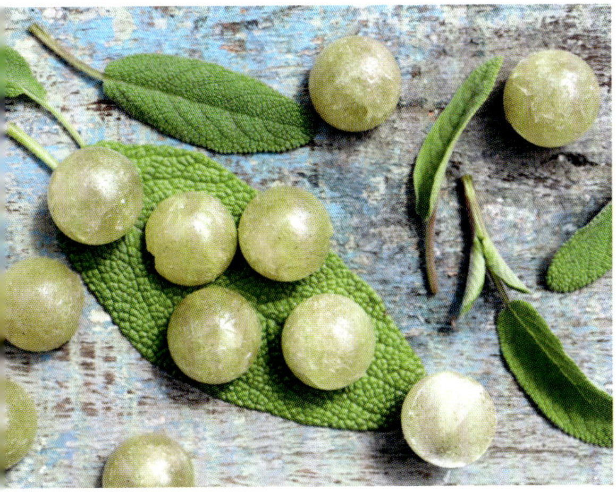

Birkenzucker-Bonbons mit Salbei

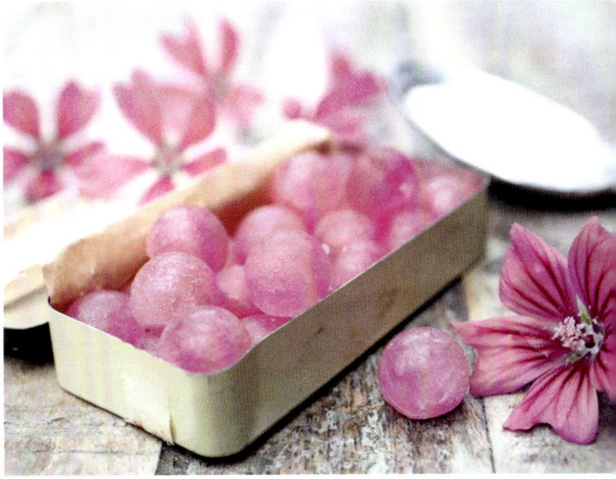

Birkenzucker-Bonbons mit Malvenblüten

SAHNEBONBONS MIT ANIS

Diese Bonbons mit zartem Schmelz bereiten ein weiches Mundgefühl.

- 2 EL frische, kleingeschnittene, alternativ 1 EL getrocknete Pfefferminzeblätter
- 1 TL frisch gemörserte Anissamen
- 200 ml Sahne
- 200 g Rübenzucker

» Rezeptempfehlung bei Magenbeschwerden

- Pflanzengut und Anissamen für 15 Minuten in der Sahne unter geringer Wärmezufuhr und gelegentlichem Rühren ziehen lassen.
- Danach durch ein feines Sieb filtrieren und die Flüssigkeitsmenge mit Sahne oder Milch wieder auf 200 ml ergänzen.
- Rübenzucker unterrühren. Die Zutaten für etwa 30 Minuten unter Rühren köcheln lassen.
- Wenn die Masse karamellisiert und deutlich zähflüssiger wird, zum Aushärten in Bonbonförmchen füllen.

Haltbarkeit: Gekühlt gelagert 1 Woche.

JOHANNISBEER-BONBONS MIT ERYTHRIT

Diese Bonbons wirken erfrischend und kühlend. Erythrit und Johannisbeere lösen ein angenehmes Frischegefühl im Mundraum aus.

- 2 EL frischer, kleingeschnittener, alternativ 1 EL getrockneter Quendel
- 200 ml Johannisbeeren-Muttersaft
- 100 g Rübenzucker
- 50 g Erythrit
- 1 gehäufter EL Apfelpektin

» Rezeptempfehlung zur Energiegewinnung

- Pflanzengut und Johannisbeeren-Muttersaft für 10 Minuten unter geringer Wärmezufuhr und gelegentlichem Rühren ziehen lassen.
- Durch ein feines Sieb filtrieren und die Flüssigkeitsmenge mit Wasser wieder auf 200 ml ergänzen.
- Rübenzucker, Erythrit und Apfelpektin in einer Schale gut vermengen. Alle Zutaten unter stetigem Rühren 3–4 Minuten sprudelnd köcheln lassen.
- Die Masse sofort in vorbereitete Bonbonförmchen füllen und auskühlen lassen.

Haltbarkeit: Gekühlt gelagert 4 Wochen.

SANDDORN-BONBONS MIT RÜBENZUCKER

Diese weichen Bonbons liefern neben reichlich Vitamin C einen belebenden, fruchtigen Geschmack.

» **Rezeptempfehlung bei Verstimmung und Melancholie**

- 2 EL frische, kleingeschnittene, alternativ 1 EL getrocknete Basilikumblätter
- 150 ml Sanddorn-Muttersaft
- 200 g Rübenzucker
- 1 gehäufter EL Apfelpektin

- Pflanzengut, Sanddorn-Muttersaft und 50 ml Wasser für 10 Minuten unter geringer Wärmezufuhr und gelegentlichem Rühren ziehen lassen. Durch ein feines Sieb filtrieren und die Flüssigkeitsmenge mit Wasser wieder auf 200 ml ergänzen.
- Rübenzucker und Apfelpektin in einer Schale gut vermengen. Alle Zutaten unter stetigem Rühren 3–4 Minuten sprudelnd köcheln lassen.
- Die Masse sofort in vorbereitete Bonbonförmchen einfüllen und auskühlen lassen.

Haltbarkeit: Gekühlt gelagert 4 Wochen.

Weiteres Pflanzengut für Bonbons
Wählen Sie aus dem Kapitel „Hilfreiche Rezepturen“ (ab Seite 81) weitere für Ihre Bedürfnisse geeignete Pflanzen aus.

Bunte Bonbonmischung

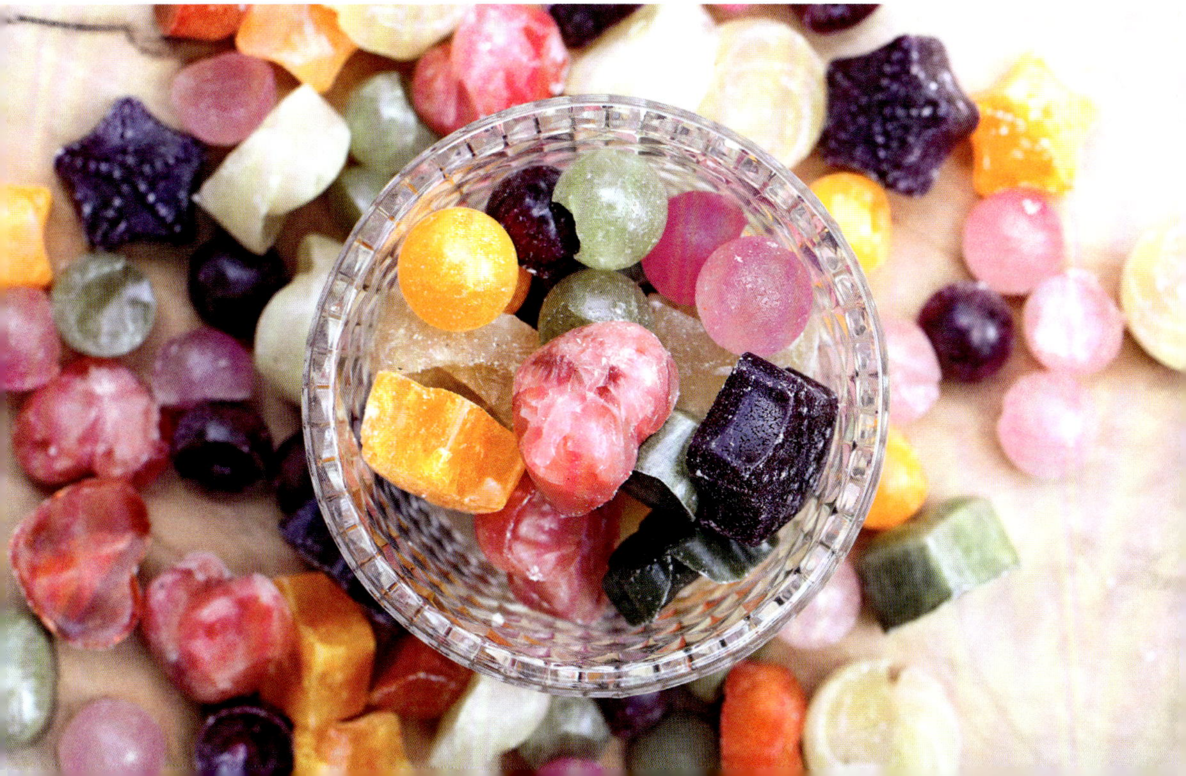

GRUNDSÄTZLICHES ZU DEN ANWENDUNGEN

Im folgenden Kapitel finden Sie Heilpflanzenauszüge, die bei unterschiedlichen Beschwerden unterstützend wirken können.

Die Basis bilden ausnahmslos heimische Wildpflanzen oder mühelos zu kultivierende Gartenpflanzen. Diese werden nahezu alle zu „Pflanzentrios“ gruppiert. Das sind jeweils drei Pflanzen, die sich gegenseitig in ihrer Wirkung für eine bestimmte Anwendung ergänzen und die Sie meistens zeitgleich im Jahreslauf ernten können. In Ausnahmen wird nur eine spezielle Heilpflanze empfohlen.
Durch den Einsatz von leicht herzustellenden Hausmitteln können Sie Ihre Gesundheit erhalten und stärken. Sie können die Hausmittel aber auch therapiebegleitend in Absprache mit dem behandelnden Arzt ergänzend einsetzen oder in Zeiten der Rekonvaleszenz den Organismus damit unterstützen.
Wohlschmeckende Heilpflanzenauszüge helfen Ihnen, die im Alltag auftretenden Befindlichkeitsstörungen zu beseitigen oder zu lindern. Hierzu finden Sie nachfolgend verschiedene Anwendungsmöglichkeiten. Jedes aufgeführte Pflanzentrio ist in seinem eigenen Zeitfenster erntereif, kann aber auch in guter Qualität aus dem Fachhandel bezogen werden.
In kurzgefassten Angaben zu den Pflanzentrios werden deren wertgebende Inhaltsstoffe und ihre Wirkungsweisen sowie auch weitere Infos (z. B. altüberliefertes heilkundliches Wissen) beschrieben. Die Sammlerinnen und Gärtnerinnen unter Ihnen finden zudem praktische Tipps für das Sammeln und die Erntezeiten.

Ganz wichtig!
Ernten Sie nur Kräuter, die Sie sicher bestimmen können und beachten Sie der Natur zuliebe die „Handstraußregel“: Entnehmen Sie Pflanzen nur in geringem Maß, um die Natur zu schonen.

In der Zutatenliste sind die Mengen des Pflanzenmaterials nicht in Gramm angegeben, sondern in Anzahl und Größe der zu verwendenden Blüten, Blätter, Stängel, Früchte oder auch Wurzeln. Das hat den Vorteil, dass Sie ausschließlich die von Ihnen benötigten Pflanzenteile ernten können.

Das besondere an den Pflanzentrio-Rezepten: Die Zubereitung beschränkt sich nicht nur auf das Hauptrezept, sondern Sie können sich mit dem jeweiligen Trio gleich noch an der Herstellung einer Teezubereitung, eines Tonixiers, Oxymels, Honigauszugs, Sirups oder von Bonbons versuchen. Entsprechende Angaben finden Sie immer am Ende des Rezeptes unter dem Stichpunkt „Weitere Zubereitungen für dieses Pflanzentrio".

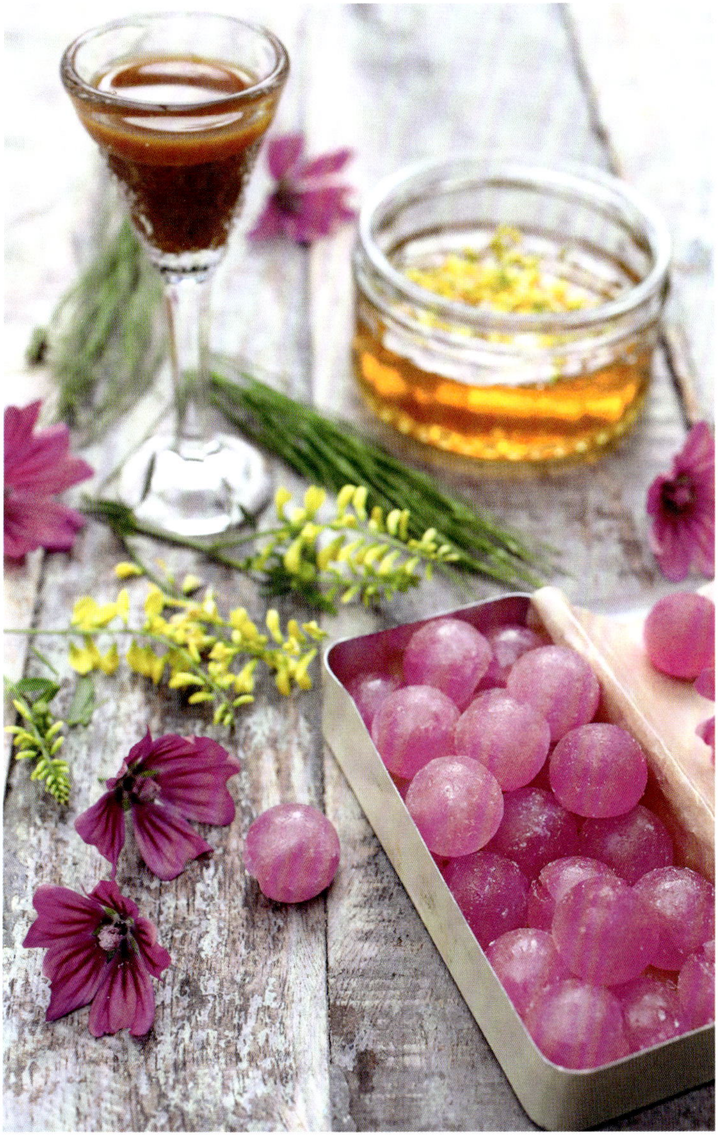

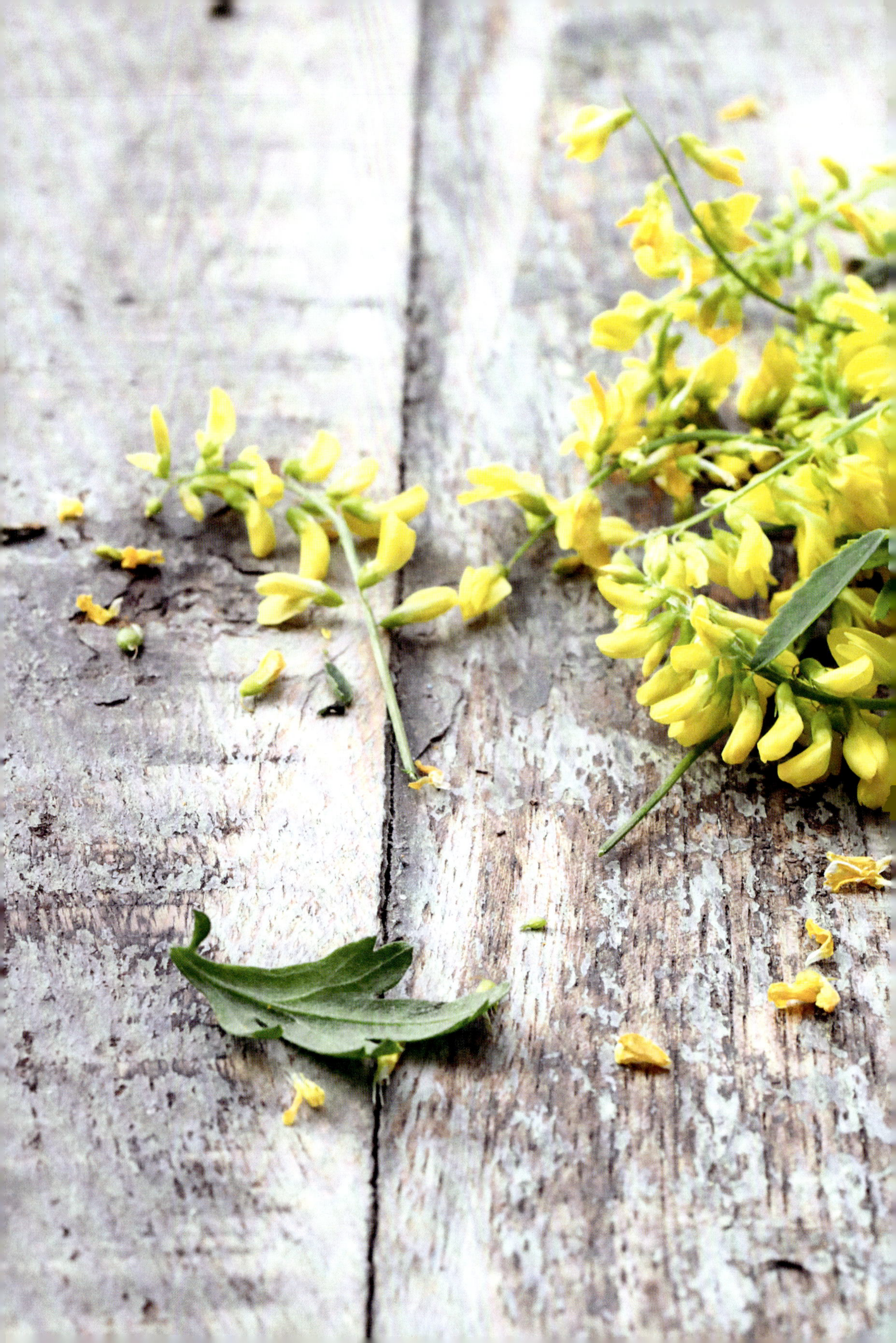

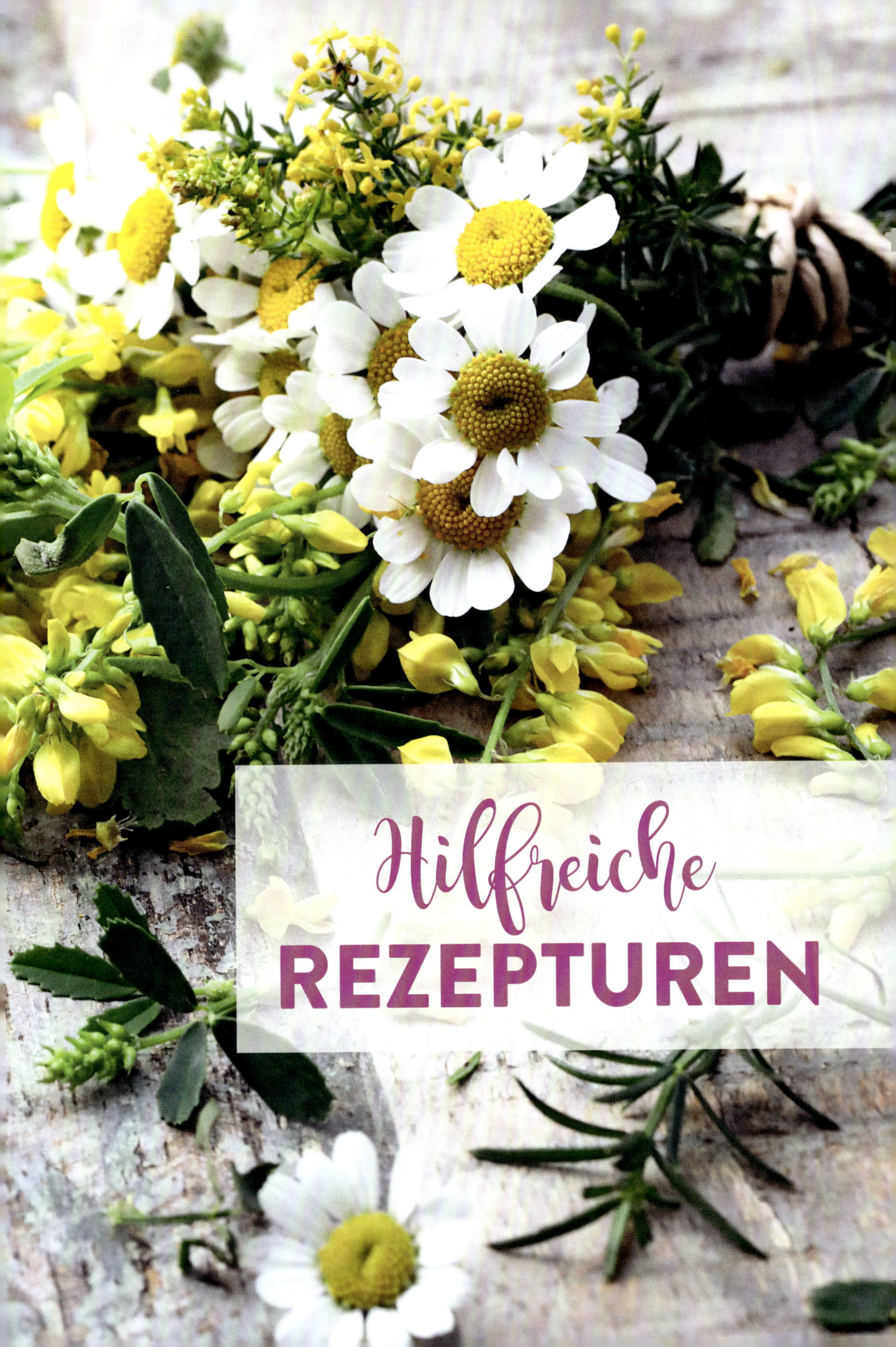

Hilfreiche REZEPTUREN

Abwehr stärken im (Vor-)Frühling

Pflanzentrio: Bärlauch, Knoblauchsrauke, Wilder Schnittlauch

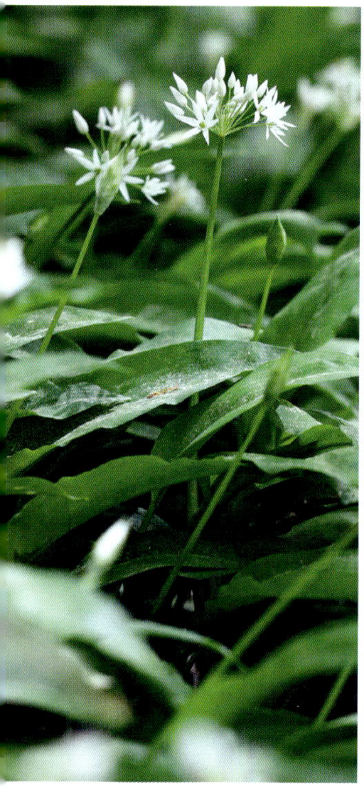

Bärlauch

Diese nach den kargen Wintermonaten wieder kraftvoll aus der Erde sprießenden Pflanzen liefern dem Organismus Energie für einen abwehrkräftigen, lebendigen Start in das Frühjahr.
Allen voran sei hier **Bärlauch** (*Allium ursinum*) genannt. Seinen Namen haben ihm wohl vor langer Zeit schon unsere Vorfahren gegeben. Sie beobachteten, dass der Bär, das kraftvolle Urwesen, nach dem Genuss von frischen Bärlauchblättern mit ganzer Kraft und Stärke wieder zu neuem Leben erwachte – bärenstark eben. Hauptwirkstoff in Bärlauch sind ätherische Öle, welche sich aus schwefelhaltigen Verbindungen (Alliin) zusammensetzen. Sie haben speziell auf das Mikrobiom im Darm einen zweifellos positiven Einfluss. Bärlauch enthält aber auch Senfölglycoside (Wirkung siehe unten). Zudem tragen Flavonoide, Chlorophyll, die Vitamine A, B, C, Mineralstoffe und Spurenelemente zu einer antibakteriellen und stoffwechselanregenden Wirkung bei.
Als typischen Inhaltsstoff liefern die Blätter der **Knoblauchsrauke** (*Alliaria petiolata*) genauso wie **Wilder Schnittlauch** (*Allium vineale*) Senfölglycoside. Wissenschaftlich belegt ist, dass diese in frischem Zustand in der Lage sind, das Immunsystem zu aktivieren und einer Vermehrung pathogener Keime entgegenzuwirken. Sie rufen eine allgemein kräftigende sowie stoffwechselanregende Wirkung hervor und bieten eine sehr gute Unterstützung zur Stärkung der Abwehrkräfte nach den Wintermonaten.

Sammeln

Erntezeit ist von Februar bis April. In wärmeren Regionen streckt Bärlauch bereits im Februar seine ersten Blätter aus der Erde. Sammeln Sie Bärlauch in der freien Natur nur, wenn Sie ihn absolut sicher bestimmen können, denn die giftigen Blätter der Maiglöckchen und Herbstzeitlosen sehen Bärlauchblättern zum Verwechseln ähnlich. Sie können frischen Bärlauch auch auf Wochenmärkten oder in Gemüseabteilungen von Lebensmittelgeschäften kaufen. Die Blätter der Knoblauchsrauke enthalten vor der Blüte ein mildes Knoblaucharoma, später entwickeln sich mehr und mehr Bitterstoffe. Wilder Schnittlauch bildet blaugrüne Röhrchen, die in Büscheln stehen. Von Januar bis Mai kommt er häufig in Weinbergen und auf Streuobstwiesen vor.

Immunsystem

Unser Immunsystem beschäftigt sich hauptsächlich mit der Abwehr von körperfremden Substanzen und Krankheitserregern wie Bakterien, Viren, Parasiten und Pilzen, mit welchen wir täglich in Berührung kommen. Es gliedert sich in zwei Systeme mit unterschiedlichen Abwehrmechanismen: die unspezifische und die spezifische Immunabwehr.

Die **unspezifische Immunabwehr** steht uns von Geburt an zur Verfügung. Sie bildet den ersten Schutz für die Abwehr und wird von der Haut (Säureschutzmantel), den Schleimhäuten (ausschwemmende Sekrete), der Lunge (Flimmerhärchen transportieren Stressoren ab), dem Magen (Magensäure zerstört Stressoren) und dem Darm (Mikrobiom verhindert Ausbreitung von Stressoren) gebildet. Die **spezifische Immunabwehr**, auch als erworbene Immunabwehr bezeichnet, wird vom Körper beim Erstkontakt mit einem Erreger aufgebaut. Beim Zweitkontakt erinnert sich das Immunsystem und ruft den erlernten Prozess ab.

Bei **Allergien** liegt eine Überempfindlichkeitsreaktion des Immunsystems gegenüber einem harmlosen Stoff vor.

OXYMEL MIT BÄRLAUCH

Oxymel empfehle ich, *weil Apfelessig und Bienenhonig das körpereigene Abwehrsystem stärken, sodass die immunsystemstärkenden, antiviralen und antibakteriellen Eigenschaften des Pflanzentrios besonders gut zum Tragen kommen.*

- Die Kräuter waschen und trockentupfen. Bärlauch- und Knoblauchsrauken-Blätter in feine Streifen, den Schnittlauch in Röllchen schneiden und die Pflanzen mischen.
- Apfelessig und Honig in das Glas füllen, gut verrühren und die vorbereiteten frischen Pflanzen dazugeben. Das Glas verschließen, mit dem Datum versehen und für 3 Wochen ziehen lassen.
- Die Mischung filtrieren. Das Oxymel in eine Flasche füllen und täglich 1–2 EL einnehmen.

Detaillierte Informationen zur Zubereitung, Einnahme und Haltbarkeit des Oxymels siehe Seite 69.

Weitere Zubereitungen für dieses Pflanzentrio

Honigauszug: Basisrezepte 1 und 2 Seiten 64–65

12 Blätter Bärlauch, je etwa 12 cm lang

10–15 Blätter Knoblauchsrauke

8 Halme Wilder Schnittlauch, etwa 20 cm lang

80 ml naturtrüber Apfelessig

170 g flüssiger Honig

helles 500-ml-Glas

Diese Pflanzenkombination ist frisch geerntet und verarbeitet am wirkungsvollsten. Alliin und Senfölglycoside (charakteristischer Geruch) zersetzen sich durch das Zerkleinern der Pflanze, das Trocknen oder das Kochen rasch.

Abwehr stärken im Frühsommer

Pflanzentrio: Holunder, Majoran, Zistrose

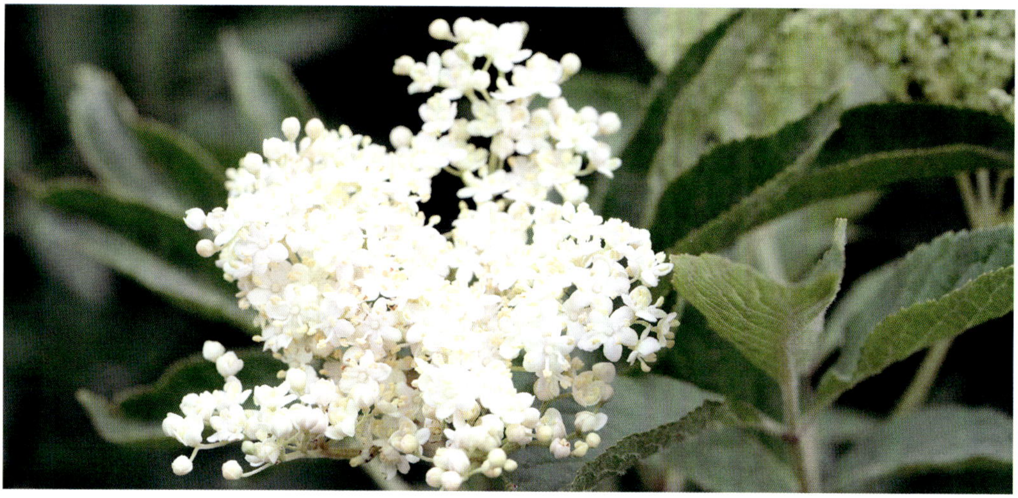

Holunderblüten

„Hut herunter vor dem Holunder“, dieser Reim aus Überlieferungen zeigt das große Ansehen unserer Vorfahren gegenüber dem **Holunder** (*Sambucus nigra*). Viele seiner Pflanzenteile werden seit jeher in der Naturheilkunde verwendet. Insbesondere sind seine aromatischen, cremeweißen Blüten wissenschaftlich für ihre immunsystemstärkende Wirkung anerkannt. Zusammen mit den leicht zerknitterten Blüten und Blättern der Graubehaarten **Zistrose** (*Cistus incanus*) bilden sie einen außergewöhnlichen Reichtum an Flavonoiden. Flavonoide geben den Pflanzen ihre Farbe. Sie zählen zu den sekundären Pflanzenstoffen und gelten als kraftvolle Antioxidantien. Das heißt, sie binden freie Radikale, welche natürlicherweise bei allen Stoffwechselvorgängen gebildet werden, und können Ihren Organismus vor Zellschäden bewahren. Zudem zählt die Zistrose zu den polyphenolreichsten Sträuchern. Studienergebnissen zufolge sollen Polyphenole das Eindringen von Viren in den Körper verhindern, weswegen die Pflanze seit Jahrzehnten bewährte Anwendung in der Prophylaxe gegen Infektionskrankheiten findet.

Majoran (*Origanum majorana*), das bekannte Küchenkraut, ist eine Gewürz- und Heilpflanze. Sie enthält ätherische Öle und Bitterstoffe. Ätherische Öle wirken antibakteriell, während Bitterstoffe neben ihrer entzündungshemmenden Wirkung die Verdauungssekrete zum

Fließen bringen. Das bedeutet, dass sie den gesamten Stoffwechsel aktivieren und somit das Immunsystem stärken.

Sammeln

Erntezeit ist von Juni bis Juli. Der Holunderstrauch steht im Juni weitestgehend in seiner üppigen Blütenpracht. Kultivierter, einjähriger Majoran liebt sonnige Standorte. Am aromareichsten ist er vor der Blütezeit, die sich von Juni bis August erstreckt. Heimat der Zistrose ist der gesamte Mittelmeerraum, sie gedeiht aber auch in unseren Gärten als mehrjähriger Strauch, am besten auf trockenen, steinigen, nährstoffarmen Böden in der vollen Sonne. Sie blüht von Mai bis Juli.

TONIXIER MIT HOLUNDERBLÜTEN

Apfeldicksaft empfehle ich, *weil dieser reichlich Vitamin A, C und E zur Stärkung der Abwehrkräfte liefert. Zudem können seine Pektine für ein gesundes Mikrobiom im Darm sorgen, in welchem rund 80 % der Abwehrzellen sitzen.*

- 3 mittelgroße Holunderblütendolden (alternativ 1 EL getrocknete, gerebelte Holunderblüten)
- 5 Zweige Majoran, etwa 15 cm lang, Stängel mit Knospen und Blättern (alternativ 1 TL getrocknetes, gerebeltes Majorankraut)
- 2 junge Zweige Zistrose, zarte Stängel mit je etwa 3 Blüten und 3–5 Blättern
- (alternativ 1 EL getrocknetes, gerebeltes Zistrosenkraut)
- 100 g Apfeldicksaft
- 1 TL kaltgepresstes Pflanzenöl (in Apfeldicksaft enthaltenes Beta-Carotin zählt zu den fettlöslichen Vitaminen)
- 250-ml-Flasche

- Bei Verwendung frischer Pflanzen die nur leicht ausgeschüttelten Holunderblüten von den Dolden befreien, Majoran und Zistrose waschen, trockentupfen, kleinschneiden und alles mischen.
- Alternativ die getrockneten Pflanzen mischen. Sie können auch frische und getrocknete Pflanzen kombinieren.
- Die vorbereiteten Pflanzen mit 200 ml heißem Wasser übergießen, bedeckt 10 Minuten ziehen lassen und filtrieren (Aufguss).
- 150 ml vom Aufguss abmessen. Mit Apfeldicksaft und Öl gründlich verrühren.
- Das Tonixier in die Flasche füllen und täglich 60 ml einnehmen.

Detaillierte Informationen zur Zubereitung, Einnahme und Haltbarkeit des Tonixiers siehe Seite 63.

Alternative für Apfeldicksaft

Sollten Sie eine Allergie gegen Äpfel haben, nehmen Sie besser Birnendicksaft oder Zuckerrübensirup für die Zubereitung. Bei übermäßigem Verzehr kann Apfeldicksaft abführend wirken.

Weitere Zubereitungen für dieses Pflanzentrio

Teezubereitung: Aufguss Basisrezept Seite 61
Honigauszüge: Basisrezepte Seiten 64–66
Oxymel: Basisrezept Seite 69
Sirupe: Basisrezepte Seiten 70–73

Abwehr stärken im Spätsommer

Pflanzentrio: Kapuzinerkresse, Sanddorn, Sonnenhut

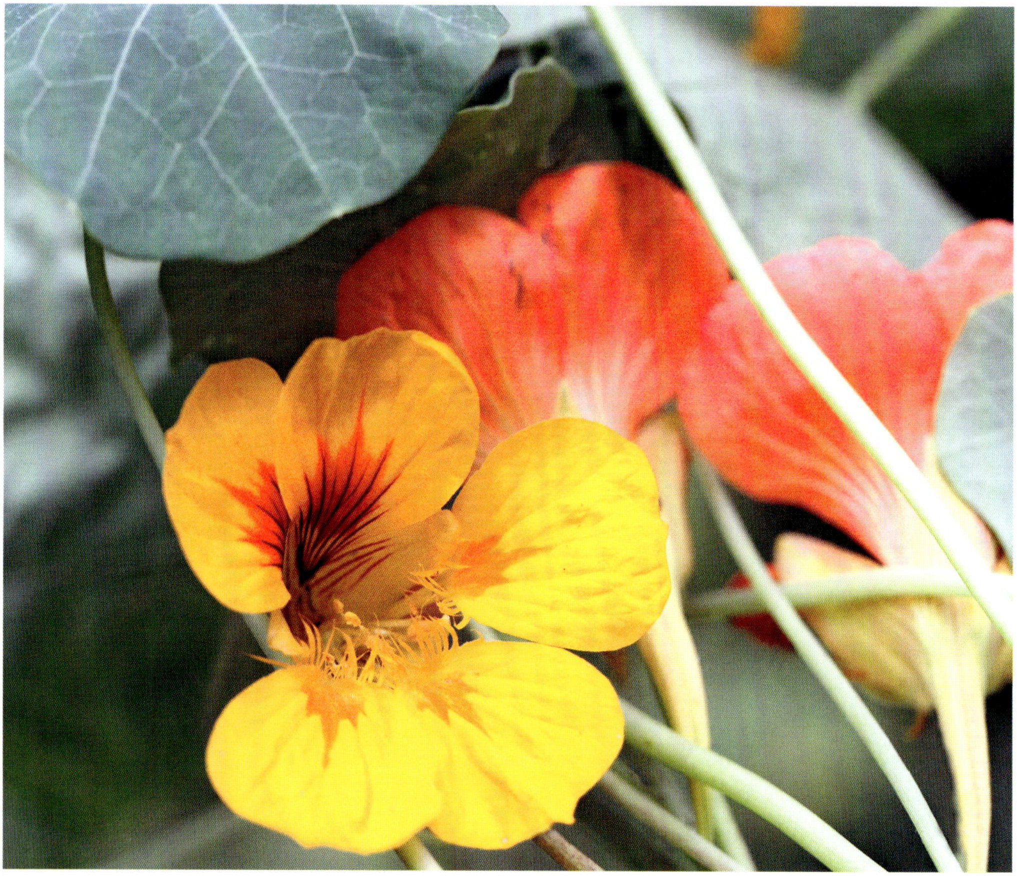

Kapuzinerkresse

In **Kapuzinerkresse** (*Tropaeolum majus*) enthaltene Senfölglycoside und das reichlich vorhandene Vitamin C zeigen eine keimhemmende und immunsystemstärkende Wirkung. Die kleinen, orangefarbenen Beeren des **Sanddorns** (*Hippophae rhamnoides*) sind wahre Vitaminbomben. Prall gefüllt mit den wertvollen Vitaminen C und E sowie Beta-Carotin (Provitamin A) ist das Superfood mit dem herb-sauren Geschmack das richtige Mittel bei Infektanfälligkeit. Die Heimat des **Sonnenhutes** (*Echinacea purpurea*) ist Nordamerika. Hierzulande ist er eine beliebte, kultivierte Schnitt- und Heilpflanze. Zu seinen Hauptwirkstoffen zählen die Alkamide, welchen eine immunstimulierende und entzündungshemmende Eigenschaft nachgesagt wird. Dieses Pflanzentrio eignet sich sehr gut für die Stärkung der Abwehrkräfte sowie bei immer wiederkehrenden Infekten.

Sammeln

Erntezeit ist im Spätsommer. Die farbenfrohe, rankende Kapuzinerkresse entwickelt an einem sonnigen Standort eine Fülle an dekorativen Blüten, Blättern und Knospen. Heimat des lichthungrigen, dornenbewehrten Sanddorns mit den orangefarbenen, säuerlich schmeckenden Früchten sind die Küstendünen, er wird aber häufig auch in Gärten angepflanzt. Vom Sonnenhut wird das blühende Kraut verwendet, die Blüten sind erntereif, wenn der Blütenboden zur Igelform aufgewölbt ist.

OXYMEL MIT KAPUZINERKRESSE

Oxymel empfehle ich, *weil sich die Wirkstoffe von Kapuzinerkresse (Senfölglycoside) und Sonnenhut beim Trocknen schnell verlieren. In der Kombination aus Honig und Apfelessig können Sie die Pflanzen gleich nach der Ernte verarbeiten. Die gesamte Wirkstoffkombination aktiviert das Immunsystem.*

- 5 Blätter, 5 Knospen und 3 Blüten Kapuzinerkresse
- 1 Blüte, etwa 10 cm Stängel und 7 Blätter Sonnenhut
- 1 EL frische Sanddornbeeren (alternativ ½ EL getrocknete Sanddornbeeren oder ggf. 1 EL Sanddorn-Muttersaft)
- 80 ml naturtrüber Apfelessig
- 170 g flüssiger Honig
- helles 500-ml-Glas mit Deckel

- Frische Kapuzinerkresse und Sonnenhut waschen, trockentupfen und kleinschneiden, dann mischen. Frische oder getrocknete ganze Sanddornbeeren bzw. Saft untermengen.
- Apfelessig und Honig im Glas mischen. Die vorbereitete Pflanzenmischung einrühren.
- Das Glas fest zudrehen, mit dem Datum beschriften und für 3 Wochen ziehen lassen.
- Anschließend durch ein Sieb filtrieren und dabei die Pflanzenrückstände gründlich ausdrücken. Das Oxymel in eine Flasche füllen und täglich 1–2 EL einnehmen.

Detaillierte Informationen zur Zubereitung, Einnahme und Haltbarkeit des Oxymels siehe Seite 69.

Kapuzinerkresse und Sonnenhut sind frisch geerntet und verarbeitet am wirkungsvollsten.

Weitere Zubereitungen für dieses Pflanzentrio

Teezubereitung: Abkochung Basisrezept Seite 61
Tonixier: Basisrezept Seite 63
Honigauszüge: Basisrezepte Seiten 64–66
Sirupe: Basisrezepte Seiten 70–73

Abwehr stärken im Herbst

Pflanzentrio: Eberesche, Hagebutte, Schlehe

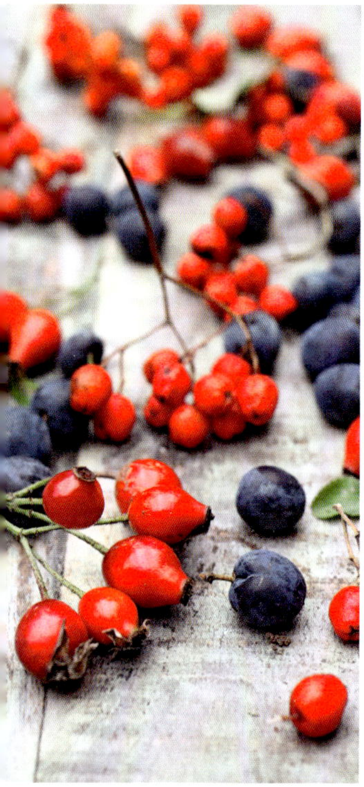

Ebereschen-, Schlehen- und Hagebuttenfrüchte

Während und nach der Umstellung auf die kalte, dunkle Jahreszeit können Sie ihre Abwehrkräfte optimal mit diesen während der Sommermonate gereiften, reichhaltigen Früchten von Bäumen und Sträuchern stärken.

Das Trio punktet neben Carotinoiden (das sind wertvolle Pflanzenfarbstoffe, welche einen positiven Einfluss auf das Immunsystem zeigen) und weiteren hochwertigen Begleitstoffen mit reichlich Vitamin C. Spitzenreiter darunter ist die leuchtend rote **Hagebutte** (hier die Frucht von *Rosa canina*) mit dem höchsten Vitamin-C-Gehalt aller heimischen Früchte. Je nach Standort können es bis zu 3000 mg pro 100 g Früchte sein. Dazu gesellen sich Pektine, welche das Mikrobiom im Darm und somit die Abwehrkräfte zusätzlich stärken.

Die dunkelblauen Früchte der **Schlehe** (*Prunus spinosa*) liefern neben Vitamin C eine Fülle von Anthocyanen. Anthocyane zählen zur Gruppe der Flavonoide und verleihen den Früchten ihre intensiv blauschwarze Färbung. In der Naturheilkunde gelten sie als das kraftvollste Antioxidans. Der anthroposophischen Sichtweise nach stärken und kräftigen die Schlehenfrüchte den Organismus.

Vogelbeeren, wie die korallenroten Früchte der **Ebereschen** (Wildform: *Sorbus aucuparia,* kultivierte Form: *Sorbus edulis*) auch genannt werden, ergänzen das Trio mit einer zusätzlichen Portion Vitamin C (bis zu 100 mg pro 100 g). Nach wie vor bestehen bei vielen Menschen große Bedenken bezüglich ihrer Genießbarkeit. Dies ist begründet durch die in rohen Beeren enthaltene Parasorbinsäure, die sich durch Kochen, Trocknen oder Einfrieren jedoch zu Sorbinsäure abbaut und somit neben einer guten Verträglichkeit auch einen gemilderten Geschmack liefert. Unsere Vorfahren sagten, Vogelbeeren geben die Kraft von neun Mahlzeiten.

Sammeln

Erntezeit ist von Oktober bis November. Zur Ernte der Hagebutten sollten Sie die ersten kühlen Nächte abwarten. Sie lösen sich danach leichter vom Strauch und schmecken süßer. Schlehenfrüchte und Ebereschen brauchen überdies den ersten Frost, um schmackhaft und genießbar zu werden. Möchten Sie die Früchte früher sammeln, frieren Sie sie einfach für ein paar Stunden ein. Achten Sie bei den

Schlehen auf unversehrte Kerne, sie enthalten Blausäure. Von den Ebereschen können Sie die Wildform (sehr herbe und bittere Beeren) wie auch die kultivierte Form verwenden.

OXYMEL MIT EBERESCHEN

Oxymel empfehle ich, *weil die vitaminreichen Früchte in Kombination mit Apfelessig und Bienenhonig ein Optimum an Nährstoffen für die Unterstützung der Abwehrkräfte liefern und der feinsäuerliche Geschmack eine angenehm erfrischende Wirkung entfaltet.*

- 2–3 Fruchtstände der Eberesche (alternativ 1 EL getrocknete Ebereschenfrüchte)
- 10 Hagebuttenfrüchte (alternativ 10 getrocknete Hagebuttenfrüchte)
- 20 Schlehenfrüchte (alternativ 20 getrocknete Schlehenfrüchte)
- 80 ml naturtrüber Apfelessig
- 170 g flüssiger Honig
- helles 500-ml-Glas mit Deckel

- Bei Verwendung frischer Früchte die Ebereschen von den Fruchtständen zupfen, Hagebutten von Blütenansatz und Stiel befreien, Schlehenfrüchte entstielen. Die Früchte waschen, trockentupfen und mischen.
- Alternativ die getrockneten Früchte mischen. Sie können auch frische und getrocknete Früchte kombinieren.
- Apfelessig und Honig mit den vorbereiteten Früchten in dem Glas mischen. Dieses gut verschließen, mit Datum versehen und für 3 Wochen ziehen lassen.
- Beim anschließenden Filtrieren die Früchte gründlich ausdrücken, sodass das weiche Fruchtfleisch in das Oxymel übergeht.
- Oxymel in eine Flasche füllen und täglich 1–2 EL einnehmen.

Detaillierte Informationen zur Zubereitung, Einnahme und Haltbarkeit des Oxymels siehe Seite 69.

Weitere Zubereitungen für dieses Pflanzentrio
Teezubereitung: Abkochung Basisrezept Seite 61
Tonixier: Basisrezept Seite 63
Honigauszüge: Basisrezepte Seiten 64–66
Sirupe: Basisrezepte Seiten 70–73

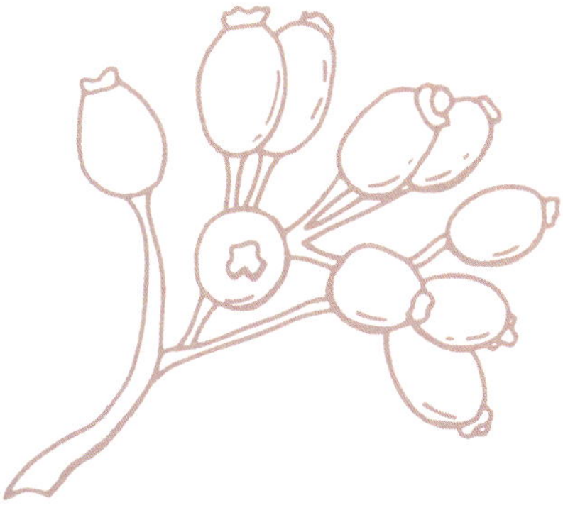

Abwehr stärken im Spätherbst und Winter

Pflanze: Meerrettich

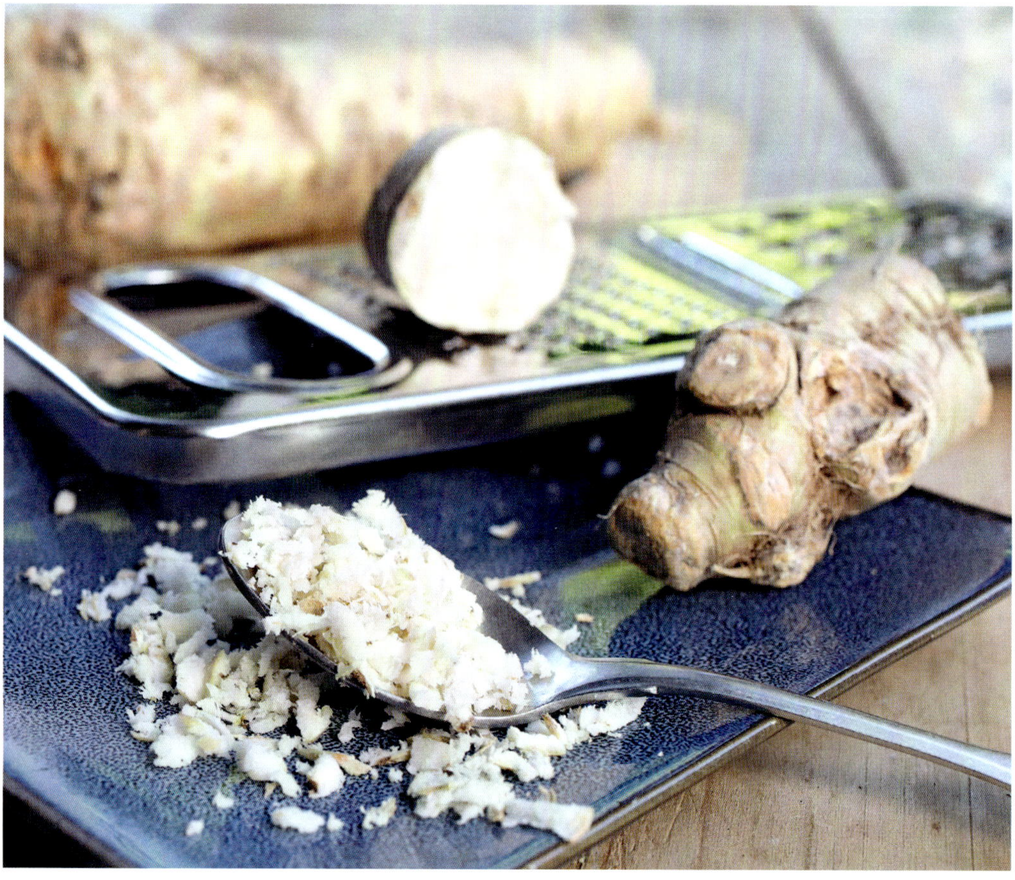

Meerrettich

Penicillin aus dem Garten? In der Tat besitzt die scharf schmeckende Wurzel des Meerrettichs (*Armoracia rusticana*) enorme Mengen des bakterienhemmenden Senfölglycosids Sinigrin. Diesen für Kreuzblütengewächse typischen Inhaltsstoff können Sie beim Reiben der Wurzel deutlich wahrnehmen. Daraus freigesetzte Scharfstoffe reizen Augen und Nasenschleimhäute. Beim Essen der Wurzel spüren Sie sehr deutlich, dass Mund- und Rachenraum verstärkt durchblutet werden, was dem Meerrettich im Volksmund den Namen „Rachenputzer“ gab. Zudem ist der Gehalt an ätherischen Ölen und Vitamin C beeindruckend. Diese Powerwurzel ist in der Lage, Ihre Abwehrkräfte bestens zu mobilisieren. Innerhalb kürzester Zeit zeigt sie eine antibakterielle, antivirale und durchblutungsfördernde (immunsystemstärkende) Wirkung.

Sammeln

Erntezeit ist von September bis März (in allen Monaten, die ein „r“ enthalten). Ernten Sie die Wurzel an frostfreien Tagen, indem Sie sie mit einer Grabgabel aus dem Boden heben.

HONIGAUSZUG MIT MEERRETTICH

Bienenhonig empfehle ich, *weil der Auszug mit Meerrettich innerhalb kurzer Zeit zubereitet ist und direkt zur Stärkung der Abwehrkräfte, gerade bei Schmuddelwetter oder genauso vor dem Besuch von Veranstaltungen mit vielen Kontakten, zum Schutz eingenommen werden kann. Als natürliches Antibiotikum beeinflusst die Kombination von Meerrettich und Bienenhonig das Immunsystem positiv.*

- 2 EL frisch geriebene Meerrettichwurzel (alternativ 1 EL Meerrettich aus dem Glas)
- 3 EL cremiger Honig
- 100-ml-Glas

- Frisch gegrabene, gesäuberte Meerrettichwurzel mit einer Reibe fein reiben. Aufgrund der schnell zerfallenden Senfölglycoside sollten Sie auf eine zügige Verarbeitung achten. Geriebenen Meerrettich, alternativ Meerrettich aus dem Glas, zum Honig geben und sorgfältig unterrühren.
- Diese konzentrierte, scharf schmeckende Mischung kann sofort mehrmals täglich teelöffelweise eingenommen werden.
- Neigen Sie zu empfindlicher Magenschleimhaut, beginnen Sie die Einnahme mit geringen Portionen.

Detaillierte Informationen zur Zubereitung, Einnahme und Haltbarkeit des Honigauszuges siehe Basisrezept 2 Seite 65.

Weitere Zubereitungen mit der Meerrettichwurzel

Honigauszüge: Basisrezept 1 Seite 64

Oxymel: Basisrezept Seite 69

Beginnende Erkältungsbeschwerden lindern

Pflanze: Küchenzwiebel

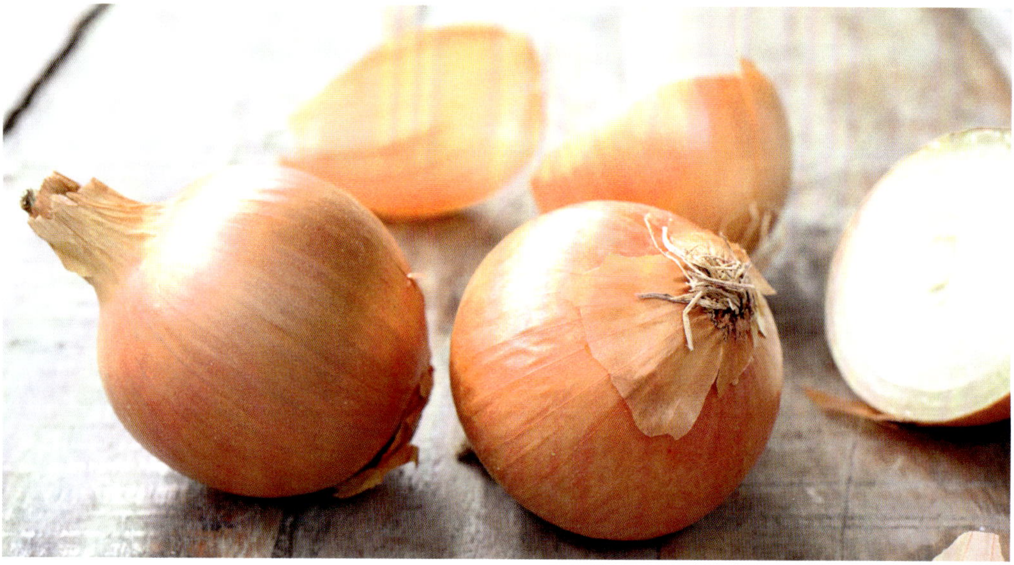

Gerade bei Erkältungen ist die Zwiebel eine wertvolle Heilpflanze.

Die Zwiebel zählt zu den ältesten Kulturpflanzen. Ihr unterirdisch wachsender, knollenartiger Teil setzt sich aus übereinander liegenden, fleischig verdickten Blättern und Häuten zusammen, umgeben von bräunlichen oder rötlichen, pergamentartigen Schutzblättern. Viele schätzen die Zwiebel als wertvolles Nahrungs- und Heilmittel. In Gärten und auch im Handel kommt die Zwiebel (*Allium cepa*) in sehr unterschiedlichen Sorten vor und unterscheidet sich dadurch in Farbe, Größe und Geschmack. Ihre Heilkräfte beeinflusst das jedoch nicht.

Erkältungskrankheiten

Meist kündigt sich eine Erkältung durch Frösteln, kalte Hände oder Füße, Mattigkeit sowie Gliederschmerzen an. Bei diesen ersten Anzeichen können Sie durch die Einnahme der Heilpflanzenauszüge frühzeitig reagieren und die unspezifische Abwehr aktiv unterstützen. Achten Sie zudem auf reichliche Zufuhr wohltemperierter Getränke. Das können Kräutertees oder ungesüßte Säfte sein.

Neben den Vitaminen B und C, Mineralien, Flavonoiden und ätherischen Ölen enthält die Zwiebel schwefelhaltige Aminosäuren. Diese setzen beim Zerschneiden, das bedeutet das Öffnen der Zellen, Allicin frei, welches für den charakteristischen Geruch verantwortlich ist. Es wird nach dem Verspeisen vom Körper unter anderem über die Lungen wieder ausgeschieden, sozusagen abgeatmet. Durch diesen Prozess kann das Wachstum von Bakterien in Bronchien und Lunge gehemmt werden. Die gesamten wertgebenden Inhaltsstoffe zeigen eine antibakterielle, antivirale, entzündungshemmende und schleimlösende Wirkung. Erkältungsbeschwerden wie Husten, Schnupfen oder Halsweh können damit in ihren Anfängen sehr gut abgewehrt werden.

Sammeln

Erntezeit ist von Frühsommer bis Herbst, abhängig von Sorte und Pflanzzeit. Die Zwiebel wird dabei einfach aus dem Boden gezogen.

HONIGAUSZUG MIT ZWIEBELN

Honigauszug empfehle ich, *weil er in dieser Kombination, speziell auch unter Kindern, als äußerst wohlschmeckend empfunden wird und dies ein ausgezeichnetes, altüberliefertes Hausmittel ist.*

- 1 mittelgroße Küchenzwiebel
- 100 g flüssiger oder cremiger Honig
- 250-ml-Flasche

- Küchenzwiebel schälen, kleinschneiden, mit 250 ml heißem Wasser übergießen, 15 Minuten bedeckt ziehen lassen und filtrieren (Aufguss).
- 150 ml der Zwiebeltee-Zubereitung auf 40 °C abkühlen lassen, mit dem Honig mischen. Dann in die Flasche füllen und täglich 60 ml einnehmen.

Detaillierte Informationen zur Zubereitung, Einnahme und Haltbarkeit des Honigauszugs siehe Basisrezept 3 Seite 66.

Weitere Zubereitungen mit der Küchenzwiebel

Teezubereitung: Aufguss Basisrezept Seite 61

Sie können mit der Zwiebel auch sehr gut einen Aufguss aus Milch oder Pflanzendrinks, wie beispielsweise Hafer oder Mandel zubereiten.

Tonixier: Basisrezept Seite 63

Honigauszug: Basisrezept 2 Seite 65

Oxymel: Basisrezept Seite 69

Schnupfen

Pflanzen: Fichte oder Tanne

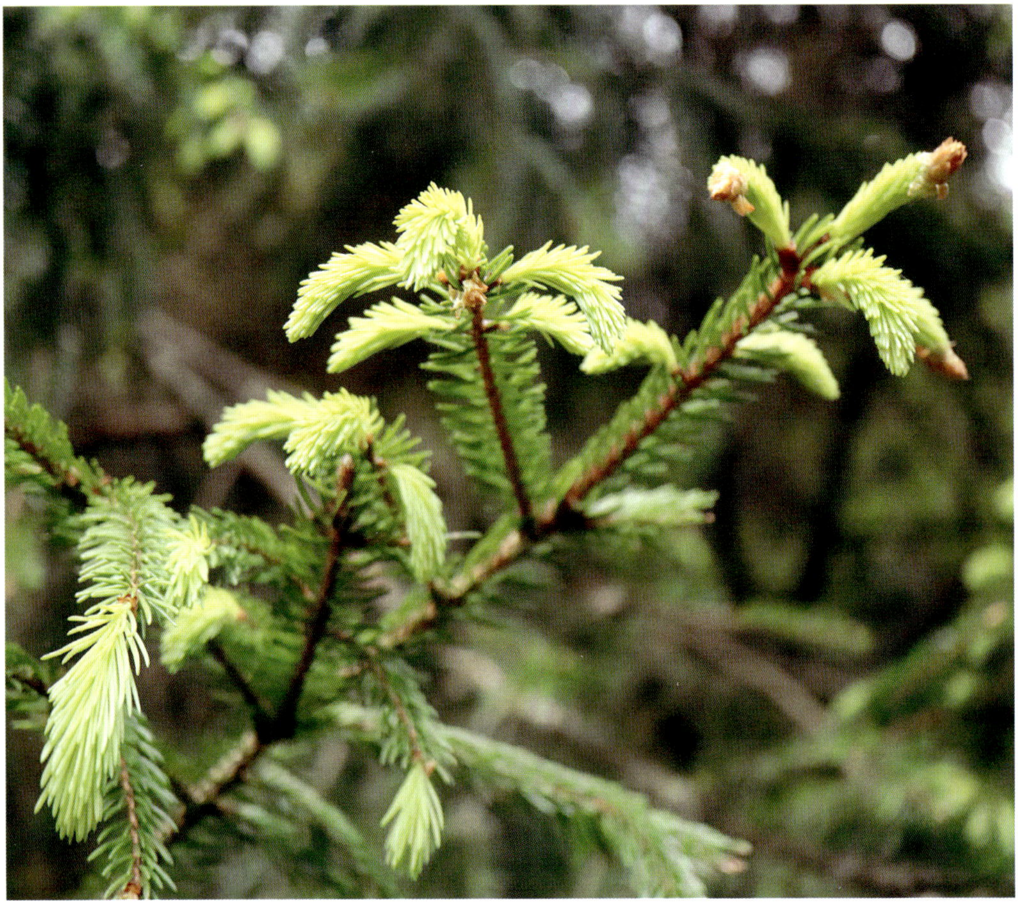

Im Mai und Juni tragen die Fichten junge Spitzen.

Die Fichte (*Picea abies*) und die Tanne (*Abies alba*) sind sich in ihrer Wirkung sehr ähnlich. Beide Arten werden traditionell aufgrund der ätherischen Öle, Harze, Vitamin C und Gerbstoffe bei Atemwegserkrankungen angewandt. Neben ihrer durchblutungsfördernden und schleimlösenden Wirkung zeigen sie antiseptische und beruhigende Eigenschaften. Sie können sehr gut prophylaktisch zur Pflege, bei beginnenden Infekten zur Reinigung der Atemwege wie auch um festsitzenden Schleim in den Bronchien zu lösen, eingesetzt werden.

Sammeln

Erntezeit ist im Mai und Juni. Geerntet werden die jungen, zarten Triebe von Fichten oder Tannen, welche deutlich an ihrer zartgrünen, hellen Farbe zu erkennen sind. Dieser sogenannte „Maiwuchs“ darf nur vereinzelt von ausgewachsenen Bäumen an den unteren Ästen gepflückt werden. Die neuen Triebe sind für das Wachstum des Baumes sehr wichtig. Ernten Sie darum insbesondere auch hier nach der sogenannten „Handstraußregel“ die besagt, dass nur in geringem Maß für den persönlichen Bedarf gesammelt werden darf.

SIRUP MIT FICHTENNADELN

Rübenzucker empfehle ich, *weil er im Handel als Bio-Ware, teilweise in Demeter-Qualität, aus deutscher Landwirtschaft erhältlich ist.*

- 10 zartgrüne, weiche Fichten- oder Tannentriebe, etwa 20 cm lang
- 1 kg Zuckerrübenzucker
- 1-l-Flasche

Aufgrund des intensiveren Aromas und der damit einhergehenden Wirkungsweise rate ich zur Verwendung frischer Pflanzenteile.

- Die gewaschenen und trockengetupften Fichten- oder Tannennadeln von den Trieben zupfen, mit 1200 ml frisch abgekochtem Wasser übergießen, abdecken, für längstens 4 Stunden an einen kühlen Ort stellen.
- Die Mischung filtrieren, dabei die Pflanzenteile gut ausdrücken.
- 1 l von der verbliebenen Flüssigkeit mit dem Rübenzucker mischen, kurz aufkochen lassen. Bei schwacher Hitze unter gelegentlichem Rühren für 30 Minuten köcheln.
- Sirup in die Flasche füllen und täglich mehrere EL einnehmen.

Detaillierte Informationen zur Zubereitung, Einnahme und Haltbarkeit des Sirups siehe Basisrezept 1 Seite 70.

Volksmund

In meiner Heimat nennen wir den selbst gemachten Sirup „Danneschessli Hunig“.

Weitere Zubereitungen mit Fichten- oder Tannentrieben

Teezubereitung: Abkochung Basisrezept Seite 61
Tonixier: Basisrezept Seite 63
Honigauszüge: Basisrezepte Seiten 64–66
Oxymel: Basisrezept Seite 69
Sirupe: Basisrezepte 3 und 4 Seite 73

Halsweh

Pflanze: Salbei

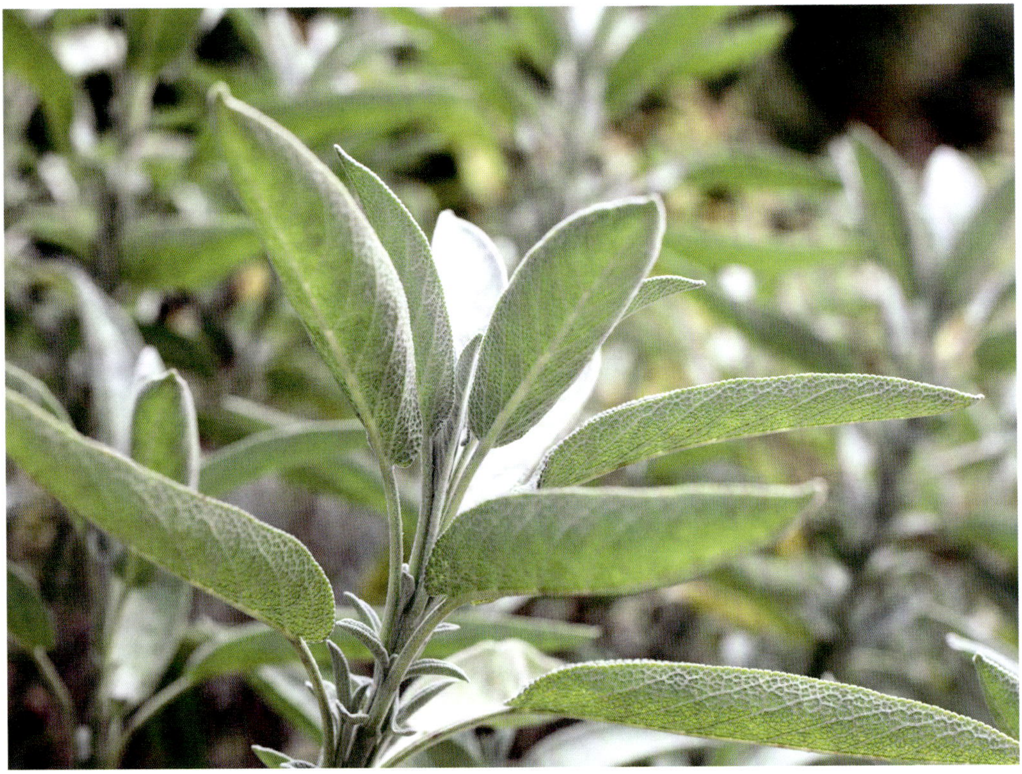

Salbei

„Hals frei mit Salbei" – diese Redewendung zu Salbei (*Salvia officinalis*) bezieht sich auf dessen Hauptinhaltsstoffe, die ätherischen Öle, Gerb- und Bitterstoffe sowie Flavonoide. Sie zeigen durch ihre antibakterielle und adstringierende Wirkung eine rasche Entzündungsminderung, eliminieren Keime und sorgen für baldige Besserung bei Heiserkeit, Halsschmerzen und Entzündungen im Mund- und Rachenraum. Genauso können sie bei Katarrhen der oberen Luftwege und bei entzündetem Zahnfleisch angewandt werden.

Sammeln

Erntezeit ist ab April bis kurz vor der Blüte im Mai/Juni sowie im September und Oktober, nach der Blüte. Der Wirkstoffgehalt ist kurz vor der Blüte von Mai bis Juni am höchsten.

SIRUP MIT SALBEI

Birkenzucker empfehle ich, *weil er keine Karies verursacht. Dieser Sirup eignet sich somit vorzüglich für die Einnahme in der Nacht. Sollte ihr Schlaf von kratzendem Halsweh gestört werden, können Sie davon ohne Sorgen um ihre Zahnhygiene einnehmen.*

- 10 mittelgroße Salbeiblätter (alternativ 1 gehäufter EL getrocknete, gerebelte Salbeiblätter)
- 100 g Birkenzucker
- 1 EL naturtrüber Apfelessig
- 350-ml-Flasche

- Birkenzucker mit 250 ml Wasser mischen, unter Rühren erwärmen bis der Zucker gelöst ist.
- Bei Verwendung frischer Pflanzen die Salbeiblätter waschen, trockentupfen und in feine Streifen schneiden. Alternativ die getrockneten Salbeiblätter verwenden.
- Salbei zusammen mit dem Apfelessig in die Zuckerflüssigkeit geben, 20 Minuten schwach köcheln lassen, filtrieren und abfüllen.
- In kleinen Schlucken nach Bedarf über Tag und Nacht verteilt einnehmen.

Detaillierte Informationen zur Zubereitung, Einnahme und Haltbarkeit des Sirups siehe Basisrezept 3 Seite 73.

Achtung, für Tiere ungenießbar!
Sind Sie glücklicher Besitzer von Haustieren, sollten Sie Birkenzucker und Zubereitungen daraus von ihnen fernhalten.

Weitere Zubereitungen mit Salbeiblättern
Teezubereitung: Aufguss Basisrezept Seite 61
Tonixier: Basisrezept Seite 63
Honigauszüge: Basisrezepte Seiten 64–66
Oxymel: Basisrezept Seite 69
Sirupe: Basisrezepte 1 und 4 Seiten 70–73

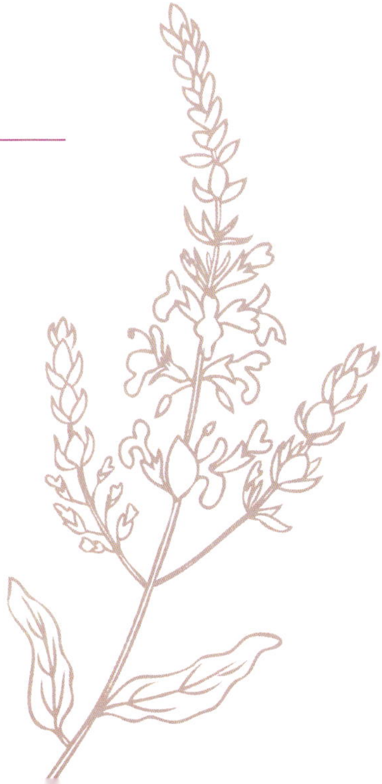

Trockener Reizhusten

Pflanzentrio: Huflattich, Lungenkraut, Spitzwegerich

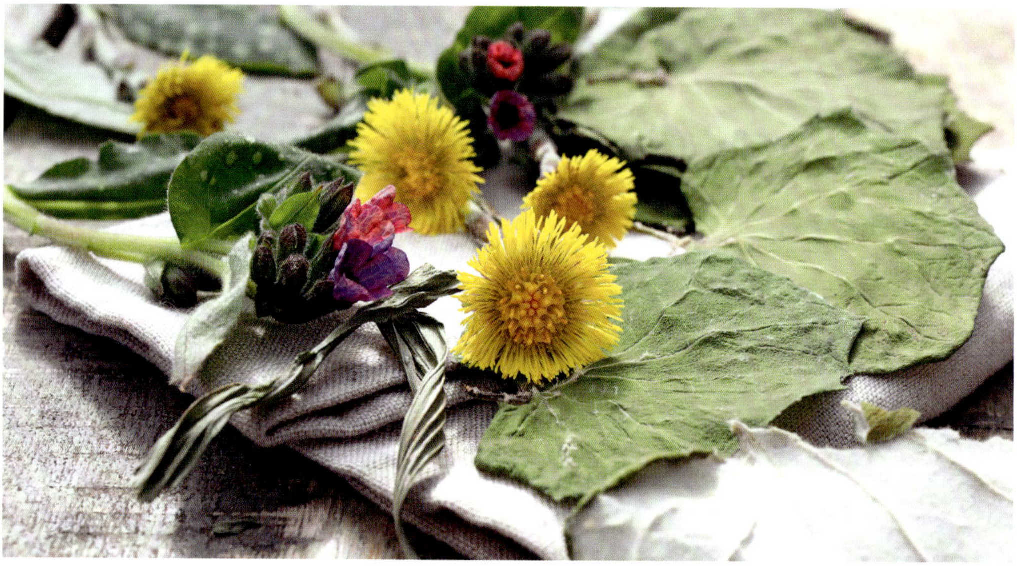

Huflattich, Lungenkraut und Spitzwegerich

Kündigt Hustenreiz eine Erkältung oder einen grippalen Infekt an, legen sich die in Pflanzen enthaltenen Schleimstoffe wie ein beruhigender Schutzfilm auf die gereizten Schleimhäute und wirken dabei entzündungshemmend. Sie lindern auftretenden Hustenreiz, Wundheitsgefühl und lästiges Halskratzen. **Huflattich** (*Tussilago farfara*), **Lungenkraut** (*Pulmonaria officinalis*) und **Spitzwegerich** (*Plantago lanceolata*) enthalten als Hauptwirkstoff Schleimstoffe und in Anteilen Gerbstoffe, Flavonoide und Kieselsäure. Gerbstoffe entziehen durch ihre adstringierende (zusammenziehende) Wirkung Viren und Bakterien ihre Ausbreitungsmöglichkeiten, Flavonoide stärken das Immunsystem und Kieselsäure hat einen positiven Einfluss auf das Lungengewebe.

Sammeln

Erntezeit vom blühenden Lungenkraut sind die Monate April und Mai, Spitzwegerich können Sie ab April bis in den Herbst hinein ernten. Wilder Huflattich kann in Spuren Pyrrolizidinalkaloide (PA) enthalten, die im Verdacht stehen toxisch zu wirken und leberschädigend zu sein. Deshalb sollten Sie nur kultivierte, geprüfte PA-freie Ware in Arzneimittelqualität in Reformhäusern, Bioläden oder Apotheken kaufen.

Husten ist nicht gleich Husten

Husten ist ein regulativer Schutzmechanismus der Atemwege und dient der Selbstreinigung. Meist ist er Teil einer Erkältung. Dabei zeigen sich zwei unterschiedliche Arten von Husten. Trockener Reizhusten ist in der Regel schmerzhaft mit einem Wundheitsgefühl in Hals und Bronchien. Permanenter Hustenreiz verschlimmert die Entzündung. Hier braucht es schleimhautberuhigende pflanzliche Wirkstoffe. Bei produktivem Husten bildet der Körper festsitzenden, oft hartnäckigen Schleim in den Bronchien. Hier braucht es zur Unterstützung des Abhustens sekretlösende, verflüssigende pflanzliche Wirkstoffe.

TONIXIER MIT HUFLATTICH

Apfeldicksaft empfehle ich, *weil enthaltenes Vitamin C die Abwehrkräfte unterstützt, Provitamin A (Beta-Carotin) die Schleimhäute der Atemwege schützt und Vitamin E als Antioxidans entzündlichen Prozessen entgegenwirken kann. Vorhandene Pektine sorgen für ein gesundes Mikrobiom im Darm, in welchem rund 80 % der Abwehrzellen sitzen.*

- 5 Stängel blühendes Lungenkraut etwa 15 cm hoch (alternativ 1 EL getrocknetes, gerebeltes Lungenkraut)
- 5–7 Spitzwegerichblätter etwa 10 cm lang (alternativ 1 EL getrocknete, gerebelte Spitzwegerichblätter)
- 1 EL getrocknete, gerebelte Blüten und Blätter vom Huflattich (PA-freie Ware in Arzneimittelqualität)
- 100 g Apfeldicksaft
- 1 TL kaltgepresstes Pflanzenöl (in Apfeldicksaft enthaltenes Beta-Carotin zählt zu den fettlöslichen Vitaminen)
- 250-ml-Flasche

- Bei Verwendung von frischem Lungenkraut und Spitzwegerich diese waschen, trockentupfen, kleinschneiden und mit dem getrockneten Huflattich mischen.
- Alternativ die getrockneten Kräuter mischen. Sie können auch frische und getrocknete Pflanzen kombinieren.
- Die vorbereiteten Kräuter mit 200 ml kaltem Wasser übergießen und bedeckt für längstens 4 Stunden bei Raumtemperatur ziehen lassen, dann filtrieren (Kaltwasserauszug).
- 150 ml vom Kaltwasserauszug abmessen, mit Apfeldicksaft und Öl verrühren.
- Das Tonixier in die Flasche füllen und täglich 60 ml einnehmen.

Detaillierte Informationen zur Zubereitung, Einnahme und Haltbarkeit des Tonixiers siehe Seite 63.
Aufgrund des Kaltwasserauszuges eignet sich dieses Tonixier nicht zum Pasteurisieren.

Alternative für Apfeldicksaft

Sollten Sie eine Allergie gegen Äpfel haben, nehmen Sie besser Zuckerrübensirup für die Zubereitung. Bei übermäßigem Verzehr kann Apfeldicksaft abführend wirken.

Weitere Zubereitungen für dieses Pflanzentrio

Teezubereitung: Kaltwasserauszug Basisrezept Seite 61
Honigauszüge: Basisrezepte 1 und 2 Seiten 64–65
Oxymel: Basisrezept Seite 69

Produktiver Husten

Pflanzentrio: Königskerze, Odermennig, Thymian

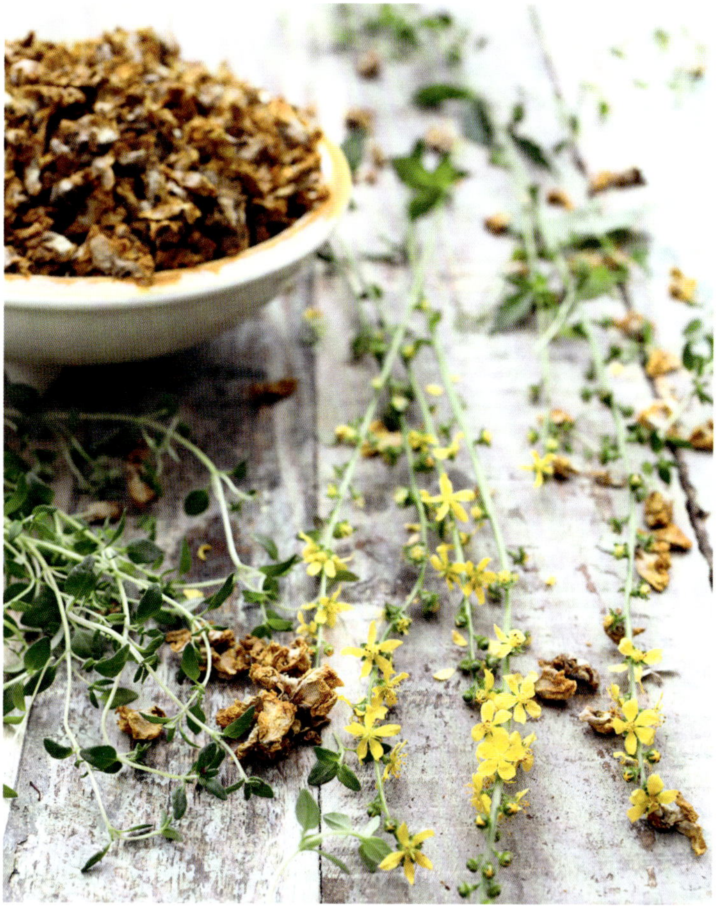

Königskerze, Odermennig und Thymian

In der Regel geht während einer Erkältungsphase Reizhusten in den produktiven Husten über. Dieser zeigt sich durch hartnäckige, festsitzende, zähe Schleimbildung in den Bronchien, was oft mit schwerem, kräftezehrendem Abhusten verbunden ist. **Königskerze** (*Verbascum densiflorum*) und **Thymian** (*Thymus vulgaris*) zählen zu den auswurffördernden (expektorierenden) Kräutern. Enthaltene schleimlösende, verflüssigende Saponine sowie krampflösende ätherische Öle unterstützen ihren Organismus dabei, Sekrete zu lösen. Sie erleichtern das Abhusten und helfen die Atemwege von

Viren und Bakterien zu befreien. Somit entlasten sie die Atemwege und beruhigen die Schleimhäute. **Odermennig** (*Agrimonia eupatoria*) enthält neben ätherischen Ölen entzündungshemmende, adstringierende Gerbstoffe und Kieselsäure. Sie können das Lungengewebe schützen und stärken.

Sammeln

Erntezeit ist in den Sommermonaten. Königskerzenblüten öffnen sich von unten nach oben an der Blütenähre und bilden während der Blütezeit täglich 50–100 neue Blüten. Die kleinen gelben Blüten des Odermennigs sitzen an bis zu 1 m hohen Blütenähren, ähnlich den Königskerzen. Thymian blüht in den Gärten von Mai bis Oktober. Verwenden Sie bevorzugt die blühenden Triebspitzen.

TONIXIER MIT THYMIAN

Zuckerrübensirup empfehle ich, *weil aus Überlieferungen bekannt ist, dass er das Lösen von festsitzendem Schleim in den Bronchien unterstützt. Diese Rezeptur ist ideal für geschwächte, ältere Menschen, welchen die Kraft für das Abhusten fehlt, denn der zähe, festsitzende Schleim ist ein nahezu idealer Nährboden für die Verbreitung von entzündungsfördernden Bakterien.*

- 30 Blüten der Großblütigen Königskerze (alternativ 1 EL getrocknete, gerebelte Blüten der Großblütigen Königskerze)
- 2 Triebspitzen Odermennig mit Blüten und Blättern, etwa 10–15 cm hoch (alternativ 1 EL getrockneter, gerebelter Odermennig)
- 15 Stängel Thymian mit Blüten und Blättern, etwa 15 cm hoch (alternativ 1 EL getrocknetes, gerebeltes Thymiankraut)
- 100 g Zuckerrübensirup
- 250-ml-Flasche

- Bei Verwendung frischer Pflanzen Kräuter waschen, trockentupfen, kleinschneiden und mischen. Alternativ getrocknete, gerebelte Kräuter mischen. Sie können auch frische und getrocknete Kräuter kombinieren.
- Die vorbereiteten Pflanzenteile mit 200 ml heißem Wasser übergießen, bedeckt 10 Minuten ziehen lassen und filtrieren (Aufguss).
- 150 ml vom Aufguss abmessen und sorgfältig mit dem Zuckerrübensirup verrühren.
- Das Tonixier in die Flasche füllen und täglich 60 ml einnehmen.

Detaillierte Informationen zur Zubereitung, Einnahme und Haltbarkeit des Tonixiers siehe Seite 63.

Weitere Zubereitungen für dieses Pflanzentrio

Teezubereitung: Aufguss Basisrezept Seite 61
Honigauszüge: Basisrezepte Seiten 64–66
Oxymel: Basisrezept Seite 69
Sirupe: Basisrezepte Seiten 70–73

Darmgesundheit

Pflanzentrio: Apfel, Malve, Wermut

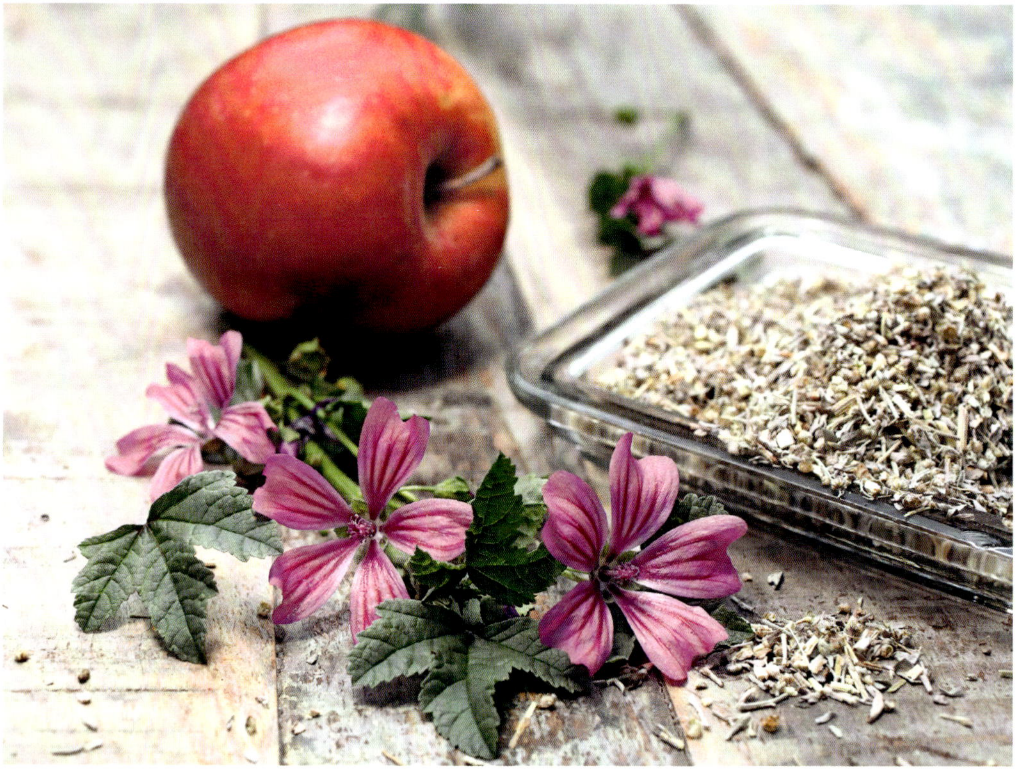

Apfel, Malve und getrockneter Wermut

Erntereife **Äpfel** (*Malus domestica*) sind insbesondere in den Randschichten und der Schale reich am prebiotischen Ballaststoff Pektin, der ein natürliches Quellverhalten aufzeigt, was der Peristaltik im Darm zugutekommt. Zudem sind Pektine Nahrung für ein gesundes Mikrobiom. Hauptwirkstoff in den Blüten der **Malve** (*Malva neglecta* oder *M. sylvestris*) sind Schleimstoffe die stuhlerweichend und entzündungslindernd wirken. **Wermut** (*Artemisia absinthium*) ist mit seinem sehr bitteren Aroma eines der wichtigsten Bitterkräuter, welche zur Unterstützung der Verdauung verwendet werden. Schon über das Geschmacksempfinden auf der Zunge regen sie den Speichelfluss und die Produktion der weiteren Verdauungssäfte an. Dosieren Sie den Wermut in dieser Rezeptur ganz nach Ihrem persönlichen Geschmacksempfinden, auf alle Fälle eher behutsam und sparsam.

Sammeln

Erntezeit ist in den Sommermonaten. Bei unbehandelten Bio-Äpfeln können Sie die Schale mitverwenden. In der Naturheilkunde werden Weg- und Wilde Malve gleichermaßen verwendet. Wermut findet sich in der Natur eher selten, Sie können ihn aber im Garten anpflanzen oder getrocknet kaufen.

TONIXIER MIT APFEL

Apfeldicksaft empfehle ich, *weil enthaltenes Provitamin A (Beta-Carotin) die Schleimhautzellen im Darm schützen kann. Enthaltene Pektine sind wichtige Begleitstoffe für den Erhalt des gesunden Mikrobioms. Daneben erweichen sie den Stuhl und sorgen für eine beschleunigte Darmpassage.*

- ½ vollreifer Apfel (alternativ 1 EL getrocknete Apfelstückchen)
- 12 Blüten von Weg- oder Wilder Malve mit Kelch (alternativ 1 gehäufter EL getrocknete, gerebelte Malvenblüten)
- 1 Triebspitze Wermut, mit Blüten und Blättern, etwa 4 cm hoch (alternativ ½ gestrichener TL getrocknetes, gerebeltes Wermutkraut)
- 100 g Apfeldicksaft
- 1 TL kaltgepresstes Pflanzenöl (in Apfeldicksaft enthaltenes Beta-Carotin zählt zu den fettlöslichen Vitaminen)
- 250-ml-Flasche

- Apfel samt Schale mit einer Reibe in kleine Stückchen raspeln.
- Geriebenen Apfel (alternativ die getrockneten Apfelstückchen) mit 250 ml kaltem Wasser in einen Kochtopf geben. Unter gelegentlichem Rühren 15 Minuten unter schwacher Hitze ziehen lassen.
- Herdplatte ausstellen. Frisch geerntete, ausgeschüttelte, kleingeschnittene (alternativ getrocknete) Malvenblüten dazugeben und für weitere 5 Minuten unter gelegentlichem Rühren ziehen lassen.
- Frisch geerntetes, gewaschenes und trockengetupftes, kleingeschnittenes (alternativ getrocknetes) Wermutkraut für 2–3 Minuten dazugeben. Durch einen Teefilter oder ein engmaschiges Küchensieb filtrieren (Abkochung/Aufguss).
- 150 ml der Teezubereitung abmessen, mit Apfeldicksaft und Öl gründlich verrühren.
- Das Tonixier in die Flasche füllen und täglich 60 ml einnehmen.

Detaillierte Informationen zur Zubereitung, Einnahme und Haltbarkeit des Tonixiers siehe Seite 63.

Alternative zu Wermut

Ist Ihnen Wermut zu bitter, können Sie ihn durch 12 frische, etwa 20 cm hohe Löwenzahnblätter ersetzen (alternativ 1 gestrichenen EL getrockneten, gerebelten Löwenzahn).

Weitere Zubereitungen für dieses Pflanzentrio

Teezubereitung: wie oben beschrieben, nur mit halbierter Pflanzenmenge
Honigauszüge: Basisrezepte Seiten 64–66
Oxymel: Basisrezept Seite 69
Sirupe: Basisrezepte Seiten 70–73

Energie gewinnen

Pflanzentrio: Brennnessel, Petersilie, Quendel

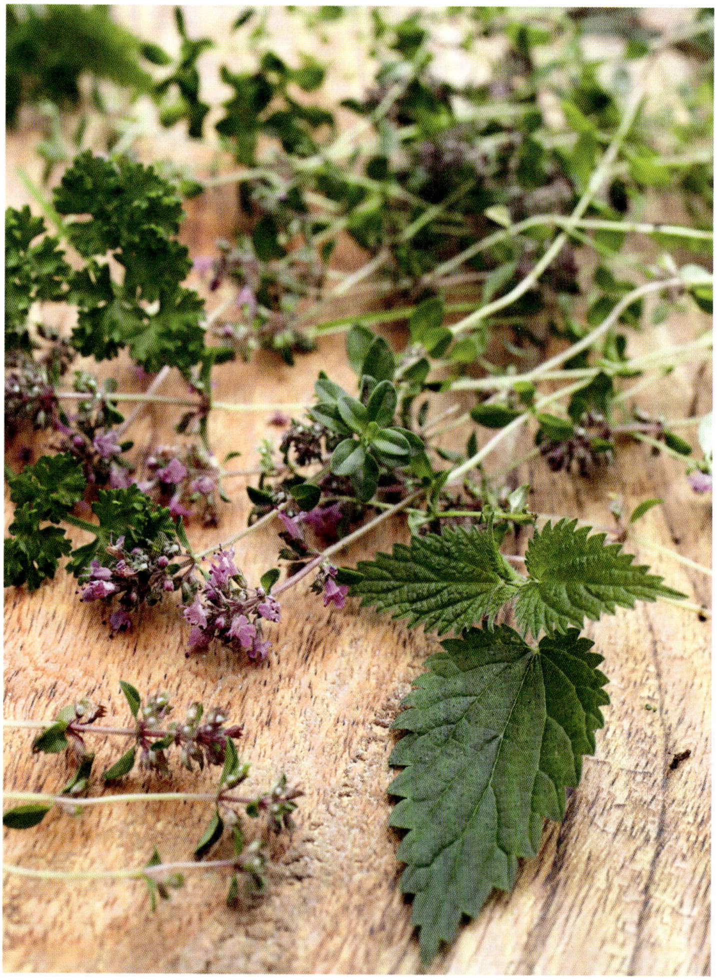

Petersilie, Brennnessel und Quendel

Die Blätter der **Großen Brennnessel** (*Urtica dioica*) enthalten bedeutende Mengen an gut verwertbarem Eisen, Vitamin C und Chlorophyll. Chlorophyll, das Blattgrün, führt zur Verbesserung der Blutbildung und der Sauerstoffaufnahme in den Zellen, was eine deutlich vitalisierende Wirkung mit sich bringt. Nicht umsonst zählen die Brennnesselsamen zu den heimischen Super Foods und gleichen Energiedefizite rasch aus, wofür vorhandene pflanzliche

Hormone, Vitamine E sowie reichliche enthaltene Mineralien sorgen. Auch das Küchenkraut **Petersilie** (*Petroselinum crispum*) enthält ein großes Maß an Chlorophyll sowie zahlreiche weitere Inhaltsstoffe wie Vitamin C, Eisen, Kalium und Kalzium. Ergänzend dazu wirkt das im **Quendel** (*Thymus pulegioides*) enthaltene Eisen, wie auch dessen Bitterstoffe, welche die Bildung der roten Blutkörperchen anregen und die Bioverfügbarkeit von Eisen verbessern.

Sammeln

Erntezeit ist im August und September. Die Samenrispen der Brennnessel können Sie direkt mit Daumen und Zeigefinger von den Pflanzen abzwicken und frisch verzehren oder trocknen und die Samen anschließend abrebeln. Je dunkler das Grün der Petersilie, desto mehr Chlorophyll ist enthalten. Quendel, bei uns heimischer wilder Thymian, wird auch „kleiner Bruder des Thymians“ genannt. Sammeln Sie von ihm das Kraut, also Stängel mit Blättern und Blüten.

TONIXIER MIT BRENNNESSELN

Gerstenmalzsirup empfehle ich, *weil er bis zu 50 % Malzzucker enthält, welcher rasch Energien freisetzt.*

- 5 Triebspitzen der Großen Brennnessel mit je 6–8 Blattpaaren und etwa 10 Samenrispen (alternativ 1 EL getrocknete, gerebelte Brennnesselblätter mit Samen)
- 5 Stängel Petersilie mit reichlich Blattgrün (alternativ 1 EL getrocknete, gerebelte Petersilie)
- 15 Stängel Quendel mit Blüten und Blättern, etwa 10 cm hoch (alternativ 1 EL getrocknetes, gerebeltes Quendelkraut)
- 100 g Gerstenmalzsirup
- 250-ml-Flasche

- Bei Verwendung frischer Pflanzen Brennnesseln (am besten mit Handschuhen), Petersilie und Quendel waschen, trockentupfen, kleinschneiden und mischen.
- Alternativ getrocknete, gerebelte Kräuter mischen. Sie können auch frische und getrocknete Kräuter kombinieren.
- Die vorbereiteten Pflanzenteile mit 200 ml heißem Wasser übergießen, bedeckt 10 Minuten ziehen lassen und filtrieren (Aufguss).
- 150 ml vom Aufguss abmessen und gründlich mit dem Gerstenmalzsirup verrühren.
- Das Tonixier in die Flasche füllen und täglich 60 ml einnehmen.

Detaillierte Informationen zur Zubereitung, Einnahme und Haltbarkeit des Tonixiers siehe Seite 63.

Weitere Zubereitungen für dieses Pflanzentrio

Teezubereitung: Aufguss Basisrezept Seite 61
Honigauszüge: Basisrezepte Seiten 64–66
Oxymel: Basisrezept Seite 69
Sirupe: Basisrezepte Seiten 70–73

Erschöpfung und Rekonvaleszenz

Pflanzentrio: Engelwurz, Löwenzahn, Wegwarte

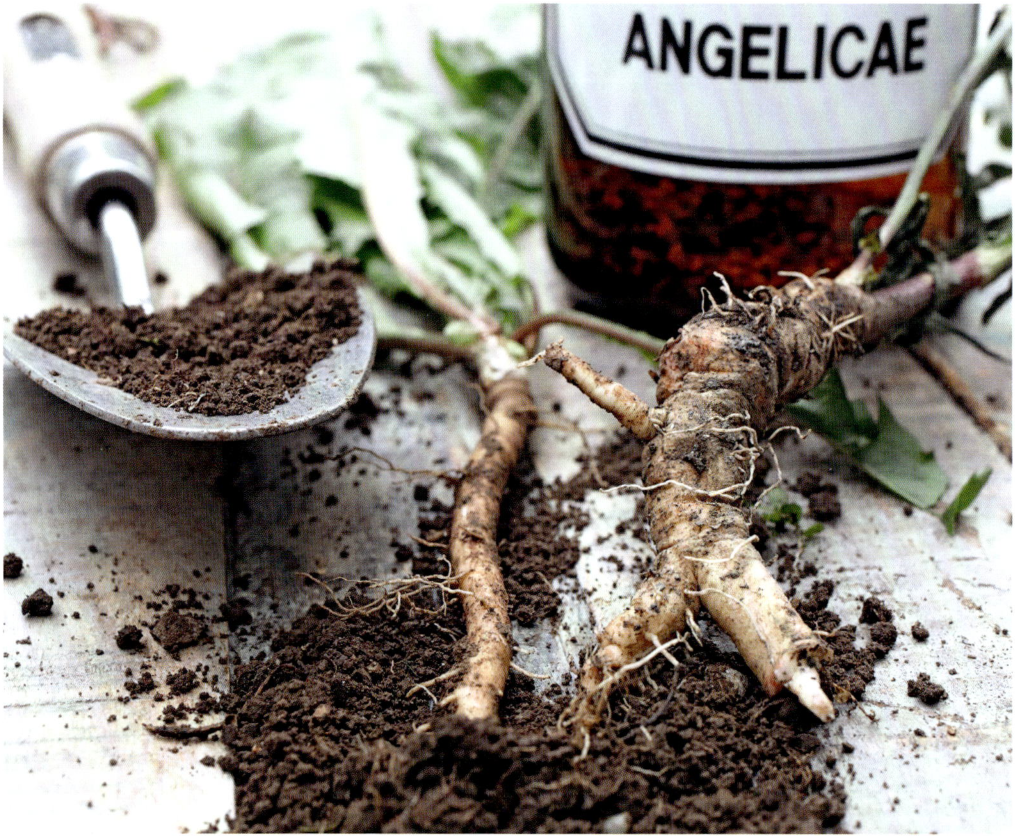

Kraft aus der Erde: Engelwurz-, Löwenzahn- und Wegwartenwurzel

Als Ginseng des Westens werden sowohl die Wurzeln der **Engelwurz** (*Angelica officinalis, A. sylvestris*) als auch die des **Löwenzahns** (*Taraxacum officinalis*) bezeichnet. Beide gelten in der Naturheilkunde als wahre Kraftspender und finden Anwendung bei körperlicher und geistiger Erschöpfung wie auch bei länger andauernden Krankheiten. Genauso wie Engelwurz und Löwenzahn enthalten die Wurzeln der **Wegwarte** (*Cichorium intybus*) Bitterstoffe, ätherische Öle und Flavonoide, wodurch die Resorption von Nährstoffen verbessert und der gesamte Stoffwechsel angeregt wird. Zudem tragen die Bitterstoffe zur Aufheiterung der Stimmung und Bekämpfung von Müdigkeit, ausgelöst durch eine schlechte Leberfunktion, bei.

Sammeln

Erntezeit ist im Oktober und November. Sobald sich im Herbst die oberirdischen Teile der Pflanzen deutlich zurückziehen, beginnt die Erntezeit der Wurzeln. Die Engelwurz bildet einen kurzen, gelblichen Wurzelstock mit vielen Seitenwurzeln und verströmt einen zarten Duft, der an Ananas und Sellerie erinnert. Die dunkelbraune bis schwarze, fleischige Pfahlwurzel von Löwenzahn ist milchsafttragend. Sie kann bis zu 1 m, selten auch länger wachsen. Die Wegwarte bildet eine tief wachsende, spindelförmige Pfahlwurzel. Sie ist äußerlich gelblich und innen weiß gefärbt. Die Wurzeln heben Sie am besten mit einer Grabgabel vorsichtig aus dem Boden.

HONIGAUSZUG MIT ENGELWURZ

Bienenhonig empfehle ich, *weil er mit seinen reichhaltigen Vitalstoffen diese Pflanzenkombination bestmöglich anreichert, um Kräfte zu regenerieren.*

- 1 Löwenzahn-Wurzel, etwa 10 cm lang, 1 cm im Durchmesser (alternativ 1 EL getrocknete Löwenzahn-Wurzeln)
- 1 Engelwurz-Wurzel, etwa 20 cm lang, ½ cm im Durchmesser (alternativ 1 EL getrocknete Engelwurz-Wurzel)
- 1 Wegwarten-Wurzel etwa 20 cm lang, ½ cm im Durchmesser (alternativ 1 EL getrocknete Wegwarten-Wurzeln)
- 250 g flüssiger Honig
- 500-ml-Schraubdeckelglas

- Bei Verwendung frischer Pflanzen die frisch gegrabenen, gesäuberten Wurzeln in kleine Stücke schneiden und mischen.
- Alternativ getrocknete, zerkleinerte Wurzeln mischen. Sie können auch frische und getrocknete Wurzeln kombinieren.
- Vorbereitete Pflanzen in das Glas geben und mit dem flüssigen Honig übergießen, sodass alle Wurzelstückchen gut bedeckt sind. Das verschlossene und beschriftete Glas für 4 Wochen an einem schattigen, wohltemperierten Platz ziehen lassen.
- Innerhalb dieser Zeit das Glas jeden Tag einmal umdrehen, sodass es jeden zweiten Tag auf dem Kopf steht.
- Den Honigauszug durch ein engmaschiges Küchensieb filtrieren und zweimal täglich 1 TL pur einnehmen.

Detaillierte Informationen zur Zubereitung, Einnahme und Haltbarkeit des Honigauszuges siehe Basisrezept 1 Seite 64.

Weitere Zubereitungen für dieses Wurzeltrio

Teezubereitung: Abkochung Basisrezept Seite 61
Tonixier: Basisrezept Seite 63
Honigauszug: Basisrezepte 2 und 3 Seiten 65–66
Oxymel: Basisrezept Seite 69
Sirupe: Basisrezepte Seiten 70–73

Frauengesundheit

Pflanzentrio: Frauenmantel, Rose, Schafgarbe

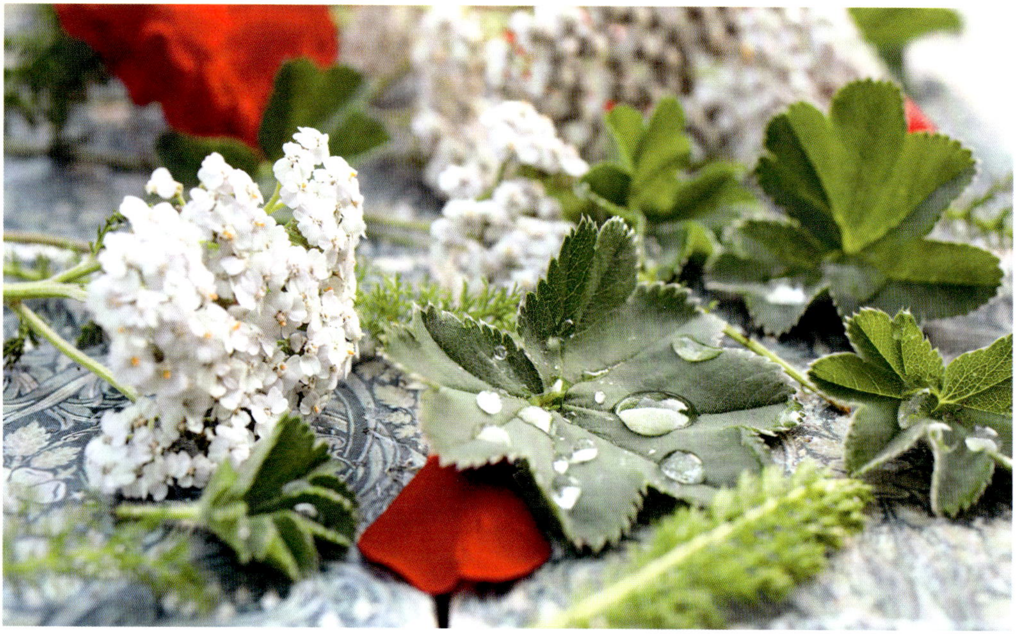

Starke Frauenpflanzen: Frauenmantel, Rose und Schafgarbe

Mit Beginn der Pubertät bis hin zu den Wechseljahren stellt der rhythmisch wiederkehrende, weibliche Monatszyklus eine besondere Beziehung zwischen den körperlichen und seelischen Vorgängen einer Frau her. **Gewöhnlicher Frauenmantel** (*Alchemilla vulgaris*) gilt bis heute als eines der wirksamsten, pflanzlichen Mittel in der Naturheilkunde und findet Anwendungen bei der Stärkung und Balance des gesamten weiblichen Organismus.

Als sanft, ausgleichend und harmonisierend werden die Eigenschaften der Blütenblätter der **Rose** (*Rosa* sp.) beschrieben. Sie bringen Körper und Seele wieder ins Gleichgewicht und tragen zur Regulierung des Zyklus bei.

„Schafgarb im Leib, tut wohl jedem Weib", weiß der Volksmund von der **Schafgarbe** (*Achillea millefolium*) zu berichten. Genauso lässt sich aus ihrer weiteren Benennung: „Augenbraue der Venus" auf ihr breites Anwendungsgebiet in der Frauenheilkunde schließen. Inhaltsstoffe wie das ätherische Öl Azulen, Bitter- und Gerbstoffe als auch Flavonoide tragen zum Kräftigen der weiblichen Unterleibsorgane bei.

Sammeln

Erntezeit ist in den Sommermonaten. Wilder Frauenmantel gedeiht auf Wiesen und Weiden im Bergland, ab etwa 400 Höhenmetern. In Höhen über 1000 m findet sich der Silbermantel, der als besonders heilkräftig gilt. Rosenblüten aller unbehandelten Rosen sind genießbar. Rosen aus dem Handel sind in der Regel mit Pflanzenschutzmitteln behandelt und ungenießbar. Schafgarbe bitte stets mit einer Schere ernten. Sie ist sehr fest und kann bei der Ernte schnell ungewollt mitsamt der Wurzel aus dem Boden gezogen werden.

OXYMEL MIT FRAUENMANTEL

Oxymel empfehle ich, *weil die Kombination aus Apfelessig und Bienenhonig die Abwehrkräfte stärkt und die Gefäße pflegt. Die Bandbreite an Vitaminen, Mineralstoffen und Spurenelementen kurbelt den gesamten Stoffwechsel an, was sich belebend auf den Organismus auswirkt.*

- 1 mittelgroße, vollerblühte Rosenblüte (alternativ 1 EL getrocknete, gerebelte Rosenblüten)
- 10 mittelgroße Frauenmantelblätter (alternativ 1 EL getrocknete, gerebelte Frauenmantelblätter)
- 5 Stängel Schafgarbe mit Blüten und Blättern, etwa 20 cm hoch (alternativ 1 EL getrocknete, gerebelte Schafgarbenblüten und -blätter)
- 80 ml naturtrüber Apfelessig
- 170 g flüssiger Honig
- helles 500-ml-Glas mit Deckel

- Bei Verwendung von frischem Pflanzengut von den Rosenblüten die Blütenblätter auszupfen. Frauenmantel und Schafgarbe waschen und trockentupfen. Blüten und Kraut kleinschneiden und mischen.
- Alternativ getrocknete, zerkleinerte Kräuter und Blüten mischen. Sie können auch frisches und getrocknetes Pflanzengut kombinieren.
- Apfelessig und Honig im Glas verrühren. Die vorbereiteten Blüten und Blätter beimischen, das Glas verschließen, mit Datum versehen und für 3 Wochen ziehen lassen.
- Das Pflanzengut beim anschließenden Filtrieren durch einen Kaffee- oder Teefilter gründlich ausdrücken.
- Oxymel in eine Flasche füllen und täglich 1–2 EL einnehmen.

Detaillierte Informationen zur Zubereitung, Einnahme und Haltbarkeit des Oxymels siehe Seite 69.

Weitere Zubereitungen für dieses Pflanzentrio

Teezubereitung: Aufguss Seite 61
Tonixier: Basisrezept Seite 63
Honigauszüge: Basisrezepte Seiten 64–66
Sirupe: Basisrezepte Seiten 70–73

KRAMPFARTIGE REGELBESCHWERDEN

Pflanzentrio: Fenchel, Gänsefingerkraut, Zitronenverbene

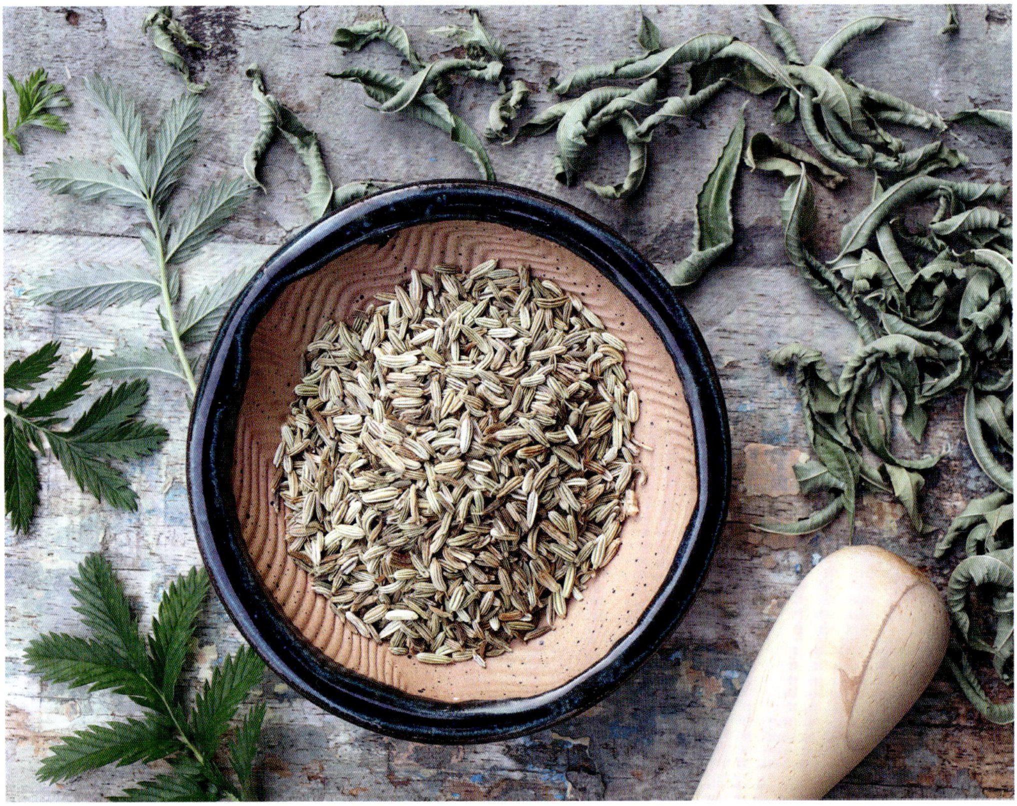

Starke Krampflöser: Fenchelsamen, Gänsefingerkraut und Zitronenverbene

Die bedeutenden Anteile des bitter-würzig schmeckenden ätherischen Öles mit reichlich Fenchon in den Samen des **Bitterfenchels** (*Foeniculum vulgare*) werden in der Naturheilkunde zur Krampflösung und Entspannung bei Kindern und Erwachsenen empfohlen. Genauso berichtet die aktuelle Phytotherapie über eindeutig nachgewiesene krampflösende Wirkungen vom **Gänsefingerkraut** (*Potentilla anserina*). Enthaltenes Tormentosid, Gerbstoffe, Flavonoide und Cumarine sind in der Summe bekannt für ihre Effizienz, vor allem im Bereich der glatten (unwillkürlich arbeitenden) Muskulatur. In **Zitronenverbenen** (*Aloysia citriodora*) enthaltene ätherische Öle mit Citral, Geraniol und Neral zeigen neben ihrem erfrischenden Geschmack eine Muskeln und Nerven entspannende sowie leicht schmerzlindernde Wirkung.

Sammeln

Erntezeit ist von Mai bis September. Für arzneiliche Zwecke kultivierte Samen des Bitterfenchels enthalten wesentlich mehr ätherische Öle als die etwas süßlicher schmeckenden Samen vom Süß- oder Gewürzfenchel. Die Blätter des bei uns heimischen Gänsefingerkrauts bestehen aus 7 bis 21 Fiederblättchen, die oberseits glänzend grün, unterseits silbrig behaart sind. Die bei uns in Gärten meist als Topfpflanze kultivierte Zitronenverbene stammt aus Südamerika und sollte nicht verwechselt werden mit dem heimischen Echten Eisenkraut (*Verbena officinalis*), das auch Verbene genannt wird. Die Zitronenverbene schmeckt zitronig frisch, das Eisenkraut dagegen bitter-herb.

TONIXIER MIT FENCHELSAMEN

Aprikosensirup empfehle ich, *weil enthaltenes Kalium und Magnesium zur muskulären Entspannung beitragen und das Spurenelement Eisen als blutbildender Nährstoff die Sauerstoffversorgung des Körpers unterstützen kann.*

- Die Fenchelsamen mörsern. Frisch geerntete Kräuter waschen, trockentupfen und kleinschneiden, dann alles mischen.
- Alternativ getrocknete, gerebelte Kräuter verwenden. Sie können auch frische und getrocknete Pflanzen kombinieren.
- Die vorbereiteten Pflanzenteile mit 200 ml heißem Wasser übergießen, bedeckt 10 Minuten ziehen lassen und filtrieren (Aufguss).
- 150 ml vom Aufguss abmessen. Mit Aprikosensirup und Öl gründlich verrühren.
- Das Tonixier in die Flasche füllen und täglich 60 ml einnehmen.

Detaillierte Informationen zur Zubereitung, Einnahme und Haltbarkeit des Tonixiers siehe Seite 66.

Weitere Zubereitungen für dieses Pflanzentrio

Teezubereitung: Aufguss Basisrezept Seite 61
Honigauszüge: Basisrezepte Seiten 64–66
Oxymel: Basisrezept Seite 69
Sirupe: Basisrezepte Seiten 70–73

- ½ gehäufter TL Fenchelsamen
- 5 Blütenstiele und 5 Blätter Gänsefingerkraut, je etwa 12 cm hoch (alternativ 1 EL getrocknetes, gerebeltes Gänsefingerkraut)
- 20 Blätter Zitronenverbene (alternativ 1 EL getrocknete, gerebelte Zitronenverbenenblätter)
- 100 g Aprikosensirup
- 1 TL kaltgepresstes Pflanzenöl (in Aprikosensirup enthaltenes Beta-Carotin zählt zu den fettlöslichen Vitaminen)
- 250-ml-Flasche

Wechseljahre

Pflanzentrio Lein, Nachtkerze, Rotklee

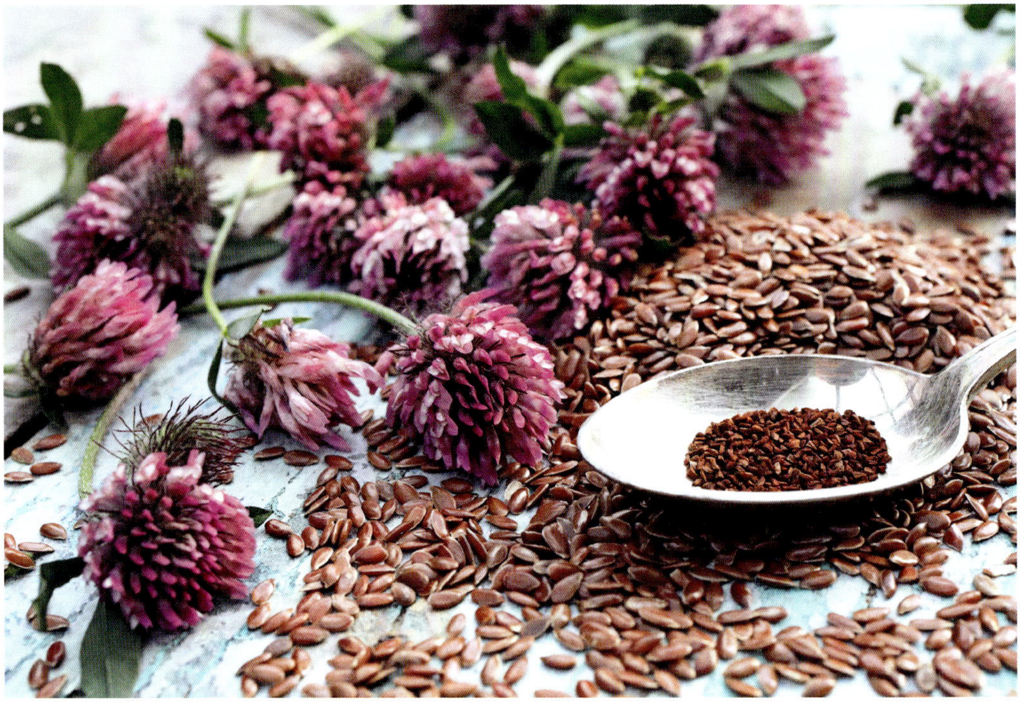

Leinsamen, Nachtkerzensamen und Rotkleeblüten

Hitzewallungen, Schwindel, Herzklopfen, Schlafstörungen und Stimmungsschwankungen zählen zu den häufigsten Symptomen der klimakterischen Beschwerden. Rund ein Drittel der Frauen fühlt sich in diesem Lebensabschnitt durch die hormonellen Umschwünge stark beeinträchtigt, ein weiteres Drittel erlebt sie weniger ausgeprägt und das letzte Drittel nahezu beschwerdefrei. Auslöser ist die verminderte hormonelle Produktion von Östrogen und Progesteron. In den Samen des **Leins** (*Linum usitatissimum*) und den Blüten vom **Rotklee** (*Trifolium pratense*) enthaltene Isoflavone zeigen eine östrogenähnliche Wirkung. Diese Pflanzenhormone, sogenannte Phytoöstrogene, sorgen Studien zufolge für Ausgleich unangenehmer klimakterischer Beschwerden. In den Samen der gelb blühenden **Nachtkerzen** (*Oenothera biennis*) enthaltene Gamma-Linolensäure (GLA), welche im Körper zu Prostaglandinen umgebaut wird, kann genauso zu einem sanfteren Verlauf der Wechseljahre führen.

Sammeln

Erntezeit ist im September und Oktober. Lein ist eine einjährige, blau blühende Pflanze und lässt sich in hiesigen Gärten gut kultivieren. Die zweijährige Nachtkerze entwickelt im zweiten Lebensjahr einen etwa 150 cm hohen Pflanzenstängel. Im oberem Drittel des Stängels entwickeln sich bis zum Herbst bis zu 3 cm lange Samenkapseln, in welchen ungefähr 300 winzige, schwarze Samen enthalten sind. Diese Samenkapseln sind nach oben hin geöffnet und die Samen lassen sich ganz leicht ausschütteln. Rotklee blüht bis in den Herbst hinein. Der dichte, kugelige Blütenstand setzt sich aus bis zu 100 einzelnen, rosafarbenen Schmetterlingsblüten zusammen.

HONIGAUSZUG MIT LEINSAMEN

Bienenhonig empfehle ich, *weil er Kraft und Energie spendet. Er hat neben einer entspannenden, ausgleichenden Wirkung einen positiven Einfluss bei Hitzewallungen.*

- 3 TL braune Leinsamen
- 8 Blütenköpfe Rotklee (alternativ 1 EL getrocknete, gerebelte Rotkleeblüten)
- 30 Samenkapseln der Nachtkerze (alternativ 3 TL Nachtkerzensamen)
- 250 g cremiger Honig
- 500-ml-Glas

- Blüten und Samen mischen und mit einer Gewürzmühle oder einem elektrischen Zerkleinerer sehr stark zerkleinern, wenn möglich pulverisieren, um so die harten Samen aufzuschließen.
- Cremigen Honig in das Glas geben, die zerkleinerten Pflanzenteile sorgfältig unterrühren und die tägliche Einnahme von 2 TL kann beginnen.

Detaillierte Informationen zur Zubereitung, Einnahme und Haltbarkeit des Honigauszug siehe Basisrezept 2 Seite 65.

Weitere Zubereitungen für dieses Pflanzentrio

Teezubereitung: Aufguss Basisrezept Seite 61 (die Samen vor der Teezubereitung mit einer Gewürzmühle oder dem elektrischen Zerkleinerer mahlen)
Tonixier: Basisrezept Seite 63
Oxymel: Basisrezept Seite 69

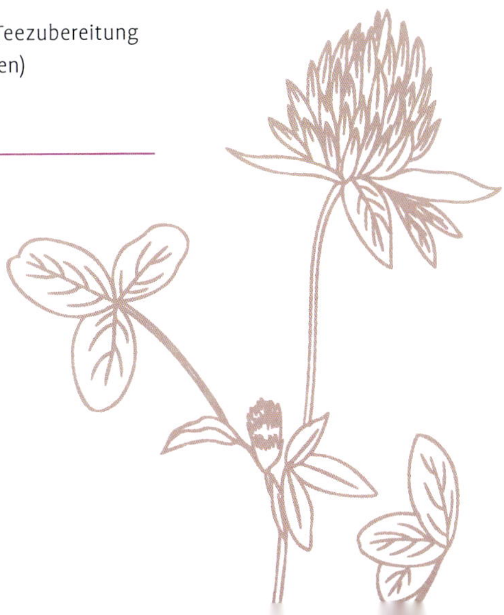

MÄNNERGESUNDHEIT

Pflanzentrio: Eisenkraut, Vogelmiere, Weidenröschen

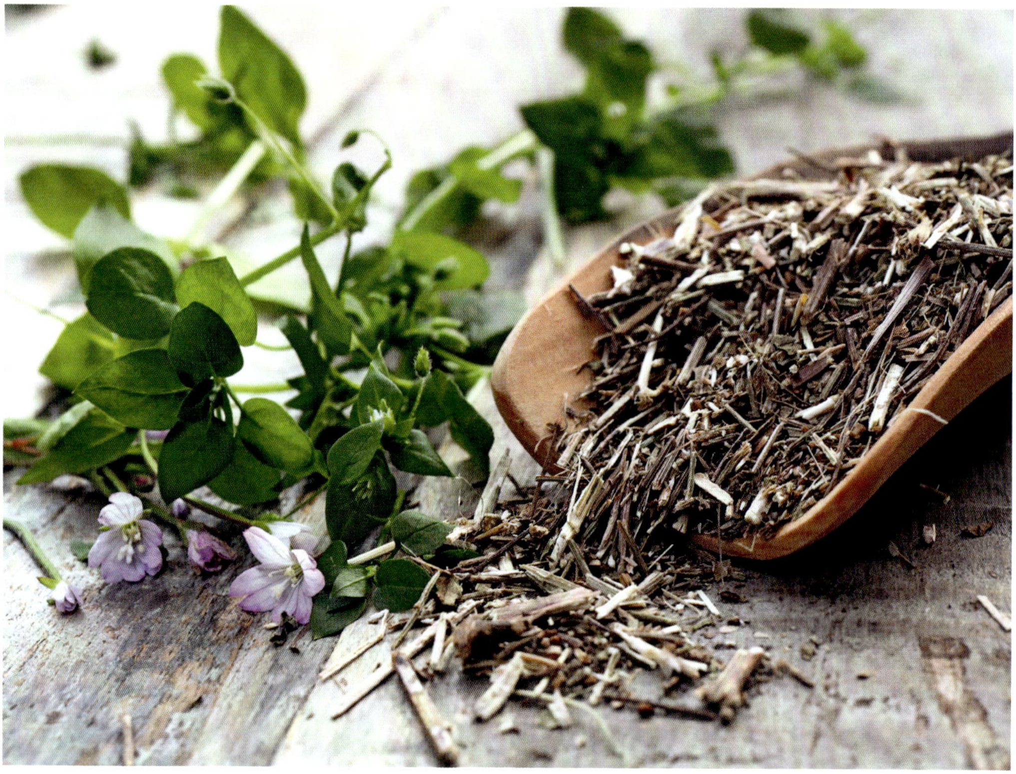

Getrocknetes Eisenkraut, Vogelmiere und Weidenröschen

In den Sommermonaten blühendes **Eisenkraut** (*Verbena officinalis*) liefert jede Menge Flavonoide, Gerb- und Bitterstoffe wie auch Kieselsäure. Als mild wirkende Heilpflanze wird es zur Unterstützung von Blase und Nieren, zur Stimulation des Verdauungstraktes, zur Stärkung der Nerven und zur Kräftigung angewandt. Als allgemein bekanntes Männerkraut hat das Kleinblütige **Weidenröschen** (*Epilobium parviflorum*) in der Naturheilkunde sowohl prophylaktisch als auch begleitend bei gutartigen Prostataerkrankungen seit sehr langer Zeit Bestand. Das weitverbreitete Wildkraut **Vogelmiere** (*Stellaria media*) enthält neben Vitaminen und sekundären Pflanzenstoffen unübersehbare Mengen an Mineralstoffen und Spurenelementen, wie z. B. Kalzium, Kalium, Magnesium und Eisen, welche den gesamten Organismus stärken.

Hinweis
Prostataerkrankungen brauchen immer ärztliche Begleitung!

Sammeln

Erntezeit sind die Sommermonate. Die (hier nicht verwendete) Zitronenverbene (*Aloysia citrodora*) ist die südamerikanische Schwester vom bei uns heimischen Echten Eisenkraut (*Verbena officinalis*), was aufgrund der Namensgebung oft zu Verwechslungen führt. Die Zitronenverbene schmeckt zitronig frisch, das Eisenkraut dagegen bitter-herb. Immergrüne Vogelmiere bildet 5–6 Generationen pro Jahr und kann an geschützten Standorten das ganze Jahr über frisch geerntet werden. Das Kleinblütige Weidenröschen wächst bevorzugt an nährstoffreichen Bachufern und wird bis zu 80 cm hoch.

TONIXIER MIT EISENKRAUT

Gerstenmalzsirup empfehle ich, *weil dieser bei geringer Süßkraft und karamellartigem Geschmack reichlich Mineralstoffe und Spurenelemente enthält, was eine ausgewogene Nährstoffzufuhr unterstützt.*

- 5 Stängel blühendes Eisenkraut mit Blättern, etwa 20–25 cm hoch (alternativ 1 EL getrocknetes, gerebeltes Eisenkraut)
- 15–20 Stängel blühende Vogelmiere mit Blättern, etwa 10–12 cm hoch (alternativ 1 EL getrocknete, gerebelte Vogelmiere)
- 3 Stängel blühendes Kleinblütiges Weidenröschen mit Blüten und Blättern, etwa 25–30 cm hoch (alternativ 1 EL getrocknetes, gerebeltes Kleinblütiges Weidenröschen)
- 100 g Gerstenmalzsirup
- 250-ml-Flasche

- Bei Verwendung frischer Pflanzen die Kräuter waschen, trockentupfen, kleinschneiden und mischen.
- Alternativ getrocknete, gerebelte Kräuter mischen. Sie können auch frische und getrocknete Pflanzen kombinieren.
- Die vorbereiteten Pflanzenteile mit 200 ml heißem Wasser übergießen, bedeckt 10 Minuten ziehen lassen und filtrieren (Aufguss).
- 150 ml vom Aufguss abmessen und gründlich mit dem Gerstenmalzsirup verrühren.
- Das Tonixier in die Flasche füllen und täglich 60 ml einnehmen.

Detaillierte Informationen zur Zubereitung, Einnahme und Haltbarkeit des Tonixiers siehe Seite 63.

Weitere Zubereitungen für dieses Pflanzentrio
Teezubereitung: Aufguss Basisrezept Seite 61
Honigauszüge: Basisrezepte Seiten 64–66
Oxymel: Basisrezept Seite 69
Sirupe: Basisrezepte Seiten 70–73

Gelenke

Pflanzentrio: Ackerschachtelhalm, Brennnessel, Mädesüß

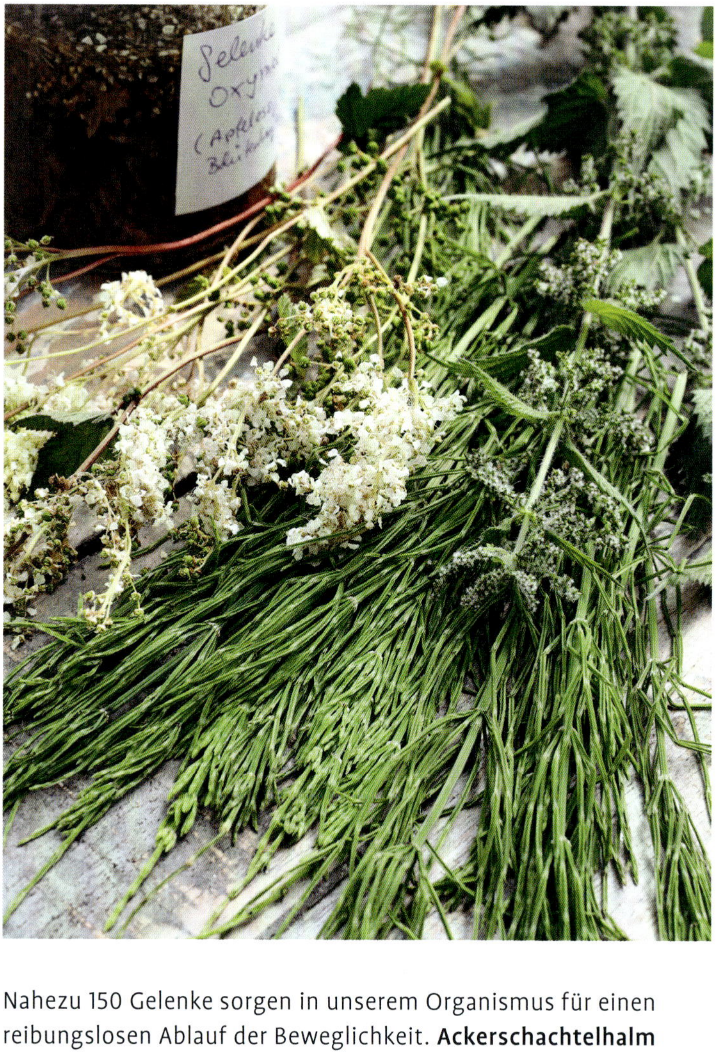

Ackerschachtelhalm, Brennnessel und Mädesüß für die Gelenke

Nahezu 150 Gelenke sorgen in unserem Organismus für einen reibungslosen Ablauf der Beweglichkeit. **Ackerschachtelhalm** (*Equisetum arvense*), landläufig auch unter dem Namen Zinnkraut bekannt, sowie Blätter und Blüten der **Brennnessel** (*Urtica dioica*) verfügen über einen bemerkenswerten Gehalt an Kieselsäure. Kieselsäure aktiviert den Zellaufbau von Bindegewebe, Muskeln, Bändern und Sehnen. Enthaltene Mineralien wie Kalzium, Kalium, Magnesium und Eisen wirken ergänzend. In der Naturheilkunde findet die blühende Brennnessel aufgrund ihrer entzündungshemmenden Eigenschaft insbesondere bei Rheuma, Arthrose und Arthritis Anwendung. Auch in **Mädesüß** (*Filipendula ulmaria*) enthaltene Salicylsäure-Verbindungen sind seit alters her für ihre entzündungshemmenden und schmerzlindernden Eigenschaften bekannt.

Sammeln

Erntezeit ist im Juli und August. Die Sommerwedel des Ackerschachtelhalmes können von Mai bis August geerntet werden. Brennnesseln bilden im Juni und Juli ihre unscheinbaren hellgrünen Blütenrispen aus, bevor im August die Samen reifen. Mädesüß, die Wiesenkönigin, blüht ab Juni in seiner cremeweißen Blütenpracht bis spät in den August hinein.

OXYMEL MIT ACKERSCHACHTELHALM

Oxymel empfehle ich, *weil die Kombination aus Apfelessig und Honig dazu beitragen kann, entzündlichen Prozessen in Gelenken entgegenzuwirken.*

- 3 Sommertriebe Ackerschachtelhalm, 10–15 cm hoch (alternativ 1 EL getrockneter, gerebelter Ackerschachtelhalm)
- 3 Triebspitzen von der Großen Brennnessel mit jeweils 6–8 Blättern und den Blüten (alternativ 1 EL getrocknete, gerebelte Brennnesselblätter mit Blüten)
- 1 Blütenstand (Rispe), 10–15 cm im Durchmesser, und 7 Blätter vom Mädesüß (alternativ 1 EL getrocknetes, gerebeltes Mädesüßkraut)
- 80 ml naturtrüber Apfelessig
- 170 g flüssiger Honig
- helles 500-ml-Glas mit Deckel

- Bei Verwendung frischer Pflanzen die Kräuter waschen, trockentupfen, kleinschneiden und mischen.
- Alternativ die getrockneten Kräuter mischen. Sie können auch frische und getrocknete Pflanzen kombinieren.
- Apfelessig und Honig im Glas verrühren, Pflanzenmischung dazugeben. Das Glas verschließen und mit Datumsangabe versehen. Für 3 Wochen ziehen lassen.
- Die Mischung filtrieren und das Oxymel in eine Flasche füllen. Täglich 1–2 EL einnehmen.

Detaillierte Informationen zur Zubereitung, Einnahme und Haltbarkeit des Oxymels siehe Seite 69.

Weitere Zubereitungen für dieses Pflanzentrio

Die Teezubereitung weicht hier von den Basisrezepten ab: ½ TL getrockneten Ackerschachtelhalm mit 250 ml kaltem Wasser übergießen und für 10–20 Minuten bedeckt leise köcheln lassen. Je 1 TL frische (oder ½ TL getrocknete) der weiteren oben genannten, vorbereiteten Kräuter hinzufügen und ohne weitere Wärmezufuhr 8–10 Minuten bedeckt ziehen lassen.

Tonixier: Basisrezept Seite 66
Honigauszüge: Basisrezepte Seiten 64–66
Sirupe: Basisrezepte Seiten 70–73

Hautstoffwechsel

Pflanzentrio: Brombeerblätter, Storchschnabel, Veilchen

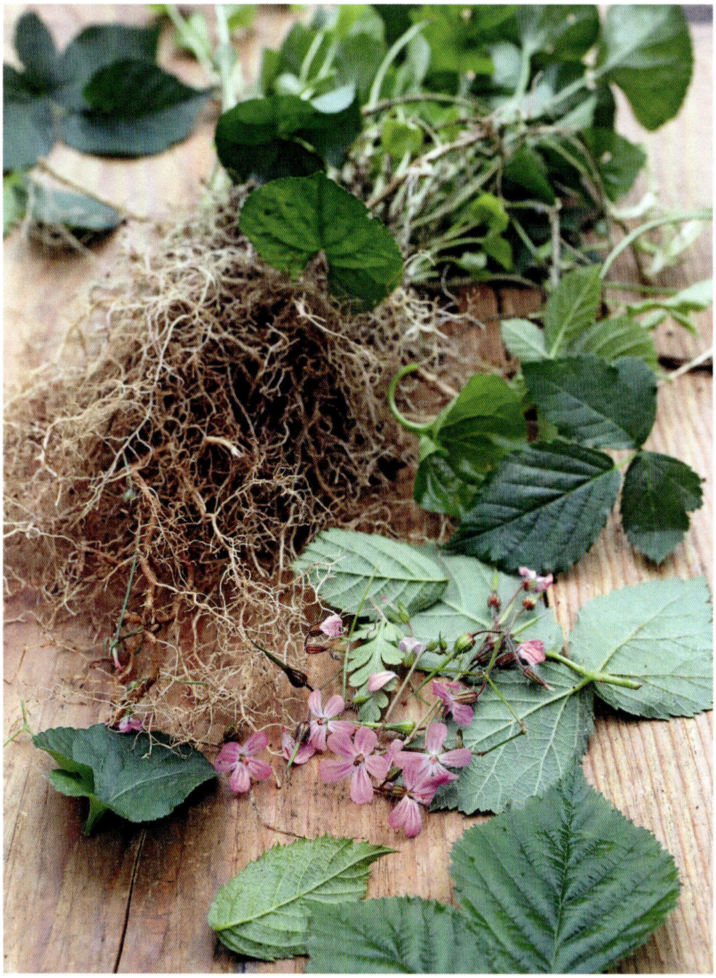

Brombeerblätter, Storchschnabel und Veilchen

Gallotannine, in Blättern der **Brombeere** (*Rubus fruticosus*) enthaltene Gerbstoffe, verfügen über die Haut schützende und stärkende Eigenschaften. **Storchschnabel** (*Geranium robertianum*) wurde schon im Mittelalter wegen seiner hautfreundlichen Qualitäten entdeckt und findet bis heute Anwendung in der Naturheilkunde. Enthaltene Carbonsäuren und Gerbstoffe fördern unter anderem die Neubildung von Hautzellen. Das **Wohlriechende Veilchen** (*Viola odorata*) punktet mit seinen Gehalten an Saponinen, Bitter- und Schleimstoffen und deren durchblutungsfördernden sowie antibakteriellen Wirkungen. Zu naturkosmetischen Zwecken wird es deshalb innerlich wie äußerlich bei unruhigen als auch unreinen Hautbildern angewandt.

Sammeln

Erntezeit ist von März bis Mai. Frisch entfaltete, nachgewachsene Brombeerblätter zeigen ein zartes Blattgrün. Sie sind flaumig behaart und weich. Die Frucht des Storchschnabels gleicht unübersehbar dem langen Schnabel eines Storches. In Gärten sind ungefähr 200 verschiedene Veilchenarten als Zierblumen bekannt. In der Naturheilkunde wird jedoch nur das Wohlriechende Veilchen angewandt.

TONIXIER MIT BROMBEERBLÄTTERN

Aprikosensirup empfehle ich, *weil die darin enthaltenen Vitamine C und E die Kollagenbildung der Haut unterstützen können und zudem Beta-Carotin einen gesunden Hautstoffwechsel fördert. Nicht von ungefähr steht die Aprikose in China als Symbol für die weibliche Schönheit.*

- Bei Verwendung frischer Pflanzen die Kräuter waschen, trockentupfen, kleinschneiden und mischen.
- Alternativ getrocknete Pflanzenteile mischen. Sie können auch frische und getrocknete Kräuter kombinieren.
- Die vorbereiteten Pflanzenteile mit 200 ml heißem Wasser übergießen, bedeckt 10 Minuten ziehen lassen und filtrieren (Aufguss).
- 150 ml vom Aufguss abmessen. Mit Aprikosensirup und Öl gründlich verrühren.
- Das Tonixier in die Flasche füllen und täglich 60 ml einnehmen.

Detaillierte Informationen zur Zubereitung, Einnahme und Haltbarkeit des Tonixiers siehe Seite 63.

Alternative für Nachtkerzenöl
Sollten Sie kein Nachtkerzenöl zur Hand haben, können Sie auch auf ein anderes kaltgepresstes Pflanzenöl zurückgreifen.

Weitere Zubereitungen für dieses Pflanzentrio
Teezubereitung: Aufguss Basisrezept Seite 61
Honigauszüge: Basisrezepte Seiten 64–66
Oxymel: Basisrezept Seite 69
Sirupe: Basisrezepte Seiten 70–73

15 junge, weiche Brombeerblätter (alternativ 1 EL getrocknete, gerebelte Brombeerblätter)

1 Büschel Storchschnabel (etwa 12 Stängel mit Blättern, Blüten und Früchten) (alternativ 1 EL getrocknetes, gerebeltes Storchschnabelkraut)

12 Stängel Veilchen mit Blüten und Blättern

(alternativ 1 EL getrocknetes, gerebeltes Veilchenkraut)

100 g Aprikosensirup

1 TL kaltgepresstes Nachtkerzenöl (in Aprikosensirup enthaltenes Beta-Carotin zählt zu den fettlöslichen Vitaminen)

250-ml-Flasche

Herz und Kreislauf

Pflanzentrio: Schlüsselblume, Waldmeister, Weißdorn

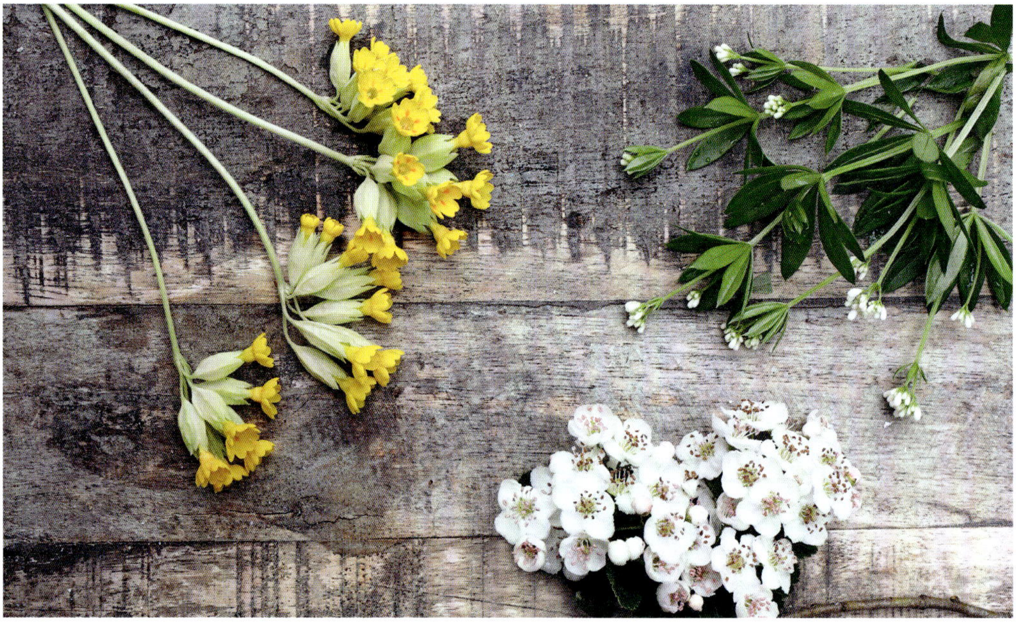

Frühjahrspflanzen: Schlüsselblume, Waldmeister und Weißdornblüten

Hildegard von Bingen empfahl bereits im 12. Jahrhundert, sich Himmelsschlüsselchen (*Primula veris* oder *P. elatior*) auf das Herz zu binden, um dieses zu kräftigen. Und bis heute wird die **Schlüsselblume** aufgrund ihrer enthaltenen Flavonoide, ätherischen Öle und Carotinoide in der Naturheilkunde angewandt, um Herz- und Nerven zu stärken.

Weißdorn (*Crataegus monogyna* oder *C. laevigata*) findet einen anerkannten Platz in der Schulmedizin. Seine Flavonoide, Procyanidine und Sterole unterstützen die Schlagkraft des Herzens und verbessern die Durchblutung der Herzkranzgefäße. Ergänzend zu schulmedizinischer Betreuung wird er bei zu hohem wie auch zu niedrigem Blutdruck sowie bei Druck- und Beklemmungsgefühlen des Herzens angewandt.

Vom **Waldmeister** (*Galium odoratum*) weiß ein alter Spruch: „Waldmeister stärkt das Gehirn und erfreut das Herz". Dazu tragen seine Cumarine bei. Sie verbessern die Fließeigenschaft des Blutes und stärken die Durchblutung bis in die feinsten Kapillaren.

Sammeln

Erntezeit ist im April und Mai. Schlüsselblumen stehen unter Naturschutz. Achten Sie bei der Blütenernte darauf, dass Sie an mehreren Pflanzen nur wenige Blüten sammeln, sodass sich die Pflanzen weiterhin gut vermehren können. Wurzeln bitte niemals in freier Natur ausgraben. Gartenprimeln (*Primula vulgaris*) sind nicht zum Verzehr geeignet, sie beinhalten keine Heilkraft. Waldmeister bitte stets mit einer Schere ernten. Die zierlich wirkende Pflanze ist sehr fest und kann schnell mitsamt der Wurzel aus dem Boden gezogen werden. Die Duftstoffe (Cumarine) im Waldmeister entwickeln sich erst während dem Trocknen. Deshalb immer einige Stunden vor dem Anwenden sammeln. Die schneeweißen Blüten und grünen Blätter des dornenbewehrten Weißdorns können Sie vorsichtig direkt vom Strauch abzupfen.

TONIXIER MIT WALDMEISTER

Aprikosensirup empfehle ich, *weil Kalium und Magnesium enthalten sind, was zu einer normalen Herz- und Kreislauf-Funktion beitragen kann. Beta-Carotin (Provitamin A) wird in Fachkreisen als vorbeugende Maßnahme für die Herzgesundheit empfohlen.*

- 15 Stängel angetrocknetes Waldmeisterkraut mit Blüten und Blättern (alternativ 1 EL getrocknetes, gerebeltes Waldmeisterkraut)
- 12 Wiesen- oder Wald-Schlüsselblumen-Blüten mit Kelch (alternativ 1 EL gerebelte Schlüsselblumenblüten)
- 12 Weißdornblätter und 12 Weißdornblüten (alternativ 1 EL getrocknete, gerebelte Blüten und Blätter)
- 100 g Aprikosensirup
- 1 TL kaltgepresstes Pflanzenöl (in Aprikosensirup enthaltenes Beta-Carotin zählt zu den fettlöslichen Vitaminen)
- 250-ml-Flasche

- Bei Verwendung frischer Pflanzen die Kräuter waschen, trockentupfen, kleinschneiden und mischen.
- Alternativ getrocknete Kräuter mischen. Sie können auch frische und getrocknete Pflanzen kombinieren.
- Die vorbereiteten Pflanzenteile mit 200 ml heißem Wasser übergießen, bedeckt 5–8 Minuten ziehen lassen und filtrieren (Aufguss).
- 150 ml vom Aufguss abmessen. Mit Aprikosensirup und Öl gründlich verrühren.
- Das Tonixier in die Flasche füllen und täglich 60 ml einnehmen.

Detaillierte Informationen zur Zubereitung, Einnahme und Haltbarkeit des Tonixiers siehe Seite 63.

Weitere Zubereitungen für dieses Pflanzentrio

Teezubereitung: Aufguss Basisrezept Seite 61
Honigauszüge: Basisrezepte Seiten 64–66
Oxymel: Basisrezept Seite 69
Sirupe: Basisrezepte Seiten 70–73

Konzentrationsschwäche

Pflanzentrio: Baldrian, Melisse, Rosmarin

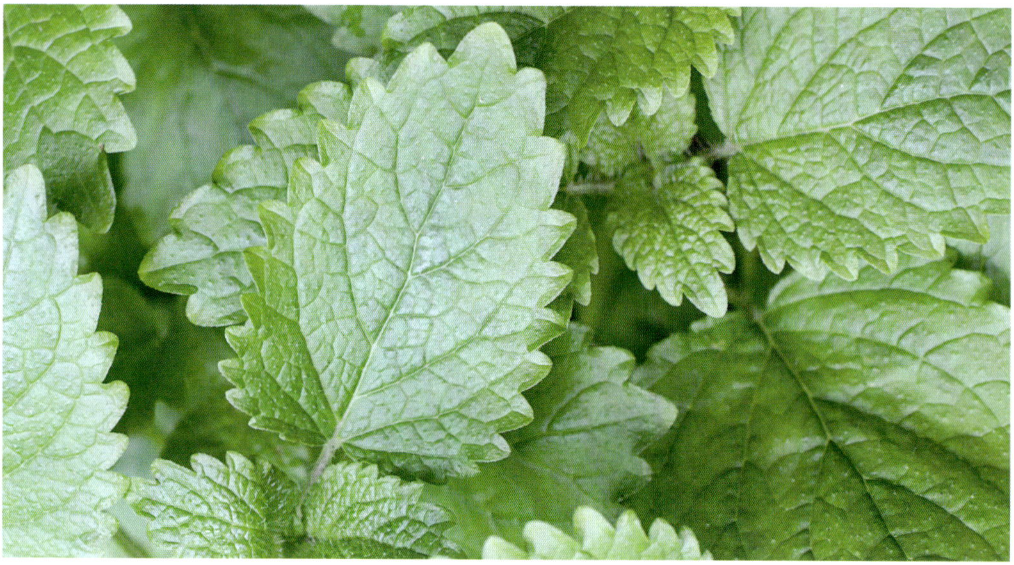

Melisse stärkt das Gedächtnis.

Die ständige Erreichbarkeit und Informationsflut im ganz normalen Alltag sorgt bei vielen Menschen für einen permanent erhöhten Stresslevel. Kommen dann noch außergewöhnliche Belastungen hinzu, kann dies unter anderem zu vorübergehender Konzentrationsschwäche führen.

Die geruchsgebenden ätherischen Öle in **Baldrian** (*Valeriana officinalis*) stärken Ihre Nerven bei geistiger Überarbeitung und Konzentrationsschwäche.

Die gedächtnisstärkende **Melisse** (*Melissa officinalis*), zu Recht auch unter dem Namen „Geistbeschleuniger" bekannt, enthält neben ätherischen Ölen Flavonoide und Gerbstoffe sowie Cholin als Hauptwirkstoff. Dieser wird im Körper zum Nervenbotenstoff Acetylcholin umgebaut und erhöht dadurch nachweislich die Konzentrationsfähigkeit.

Rosmarin (*Rosmarinus officinalis*) enthält ätherische Öle und Flavonoide, beide fördern die Durchblutung und tragen zur Stärkung von Konzentration und Gedächtnisleistung bei. Bereits im antiken Griechenland trugen Studenten Rosmarinkränze, um ihre Leistungen zu verbessern.

Sammeln

Erntezeit ist im September und Oktober. Der charakteristische Baldriangeruch der Wurzeln entwickelt sich innerhalb der ersten Stunden während des Trocknens. Melisse wird zweimal im Jahr, im Juni und im September, kurz vor Blühbeginn geschnitten. Rosmarin mit seinen intensiv duftenden ätherischen Ölen kann von März bis Oktober frisch geerntet werden.

TONIXIER MIT BALDRIAN

Birnendicksaft empfehle ich, *weil dieser für rasche Energiegewinnung sorgt und die enthaltenen Vitamine C und E die kognitive Leistungsfähigkeit (Denken) zum positiven beeinflussen können. Gedächtnisleistung und Konzentration können zusätzlich durch Provitamin A gefördert werden. Vorhandene Polyphenole zeigen eine gefäßerweiternde, entspannende und durchblutungsfördernden Wirkung.*

- 5 Baldrianwurzeln (Rhizome), je etwa 5 cm lang (alternativ 1 TL getrocknete, kleingeschnittene Baldrianwurzeln)
- 50 Melissenblätter (alternativ 1 EL getrocknete, gerebelte Melissenblätter)
- 1 Zweig Rosmarin, etwa 15 cm lang (alternativ 1 TL getrockneter, gerebelter Rosmarin)
- 100 g Birnendicksaft
- 1 TL kaltgepresstes Pflanzenöl (in Birnendicksaft enthaltenes Beta-Carotin zählt zu den fettlöslichen Vitaminen)
- 250-ml-Flasche

- Bei Verwendung frischer Pflanzen gesäuberte Baldrianwurzeln einige Stunden trocknen lassen, danach kleinschneiden. Rosmarinnadeln vom Zweig entfernen und mitsamt den Melissenblättern waschen, trockentupfen und kleinschneiden.
- Alternativ getrocknete Kräuter mischen. Sie können auch frische und getrocknete Kräuter kombinieren.
- In einem Kochtopf die Baldrianwurzeln mit 200 ml kaltem Wasser übergießen und 15–20 Minuten bedeckt leise köcheln lassen. Herdplatte ausschalten. Übrige Kräuter in die Baldrian-Abkochung geben. Gut umrühren und bei geschlossenem Deckel weitere 10 Minuten ziehen lassen, dann filtrieren (Abkochung/Aufguss).
- 150 ml vom Aufguss abmessen. Mit Birnendicksaft und Öl gründlich verrühren.
- Das Tonixier in die Flasche füllen und täglich 60 ml einnehmen.

Detaillierte Informationen zur Zubereitung, Einnahme und Haltbarkeit des Tonixiers siehe Seite 63.

Weitere Zubereitungen für dieses Pflanzentrio

Teezubereitung: wie oben beschrieben, nur mit halbierter Pflanzenmenge
Honigauszüge: Basisrezepte Seiten 64–66
Oxymel: Basisrezept Seite 69
Sirupe: Basisrezepte Seiten 70–73

Kopfweh

Pflanzentrio: Honigklee, Echtes Labkraut, Mutterkraut

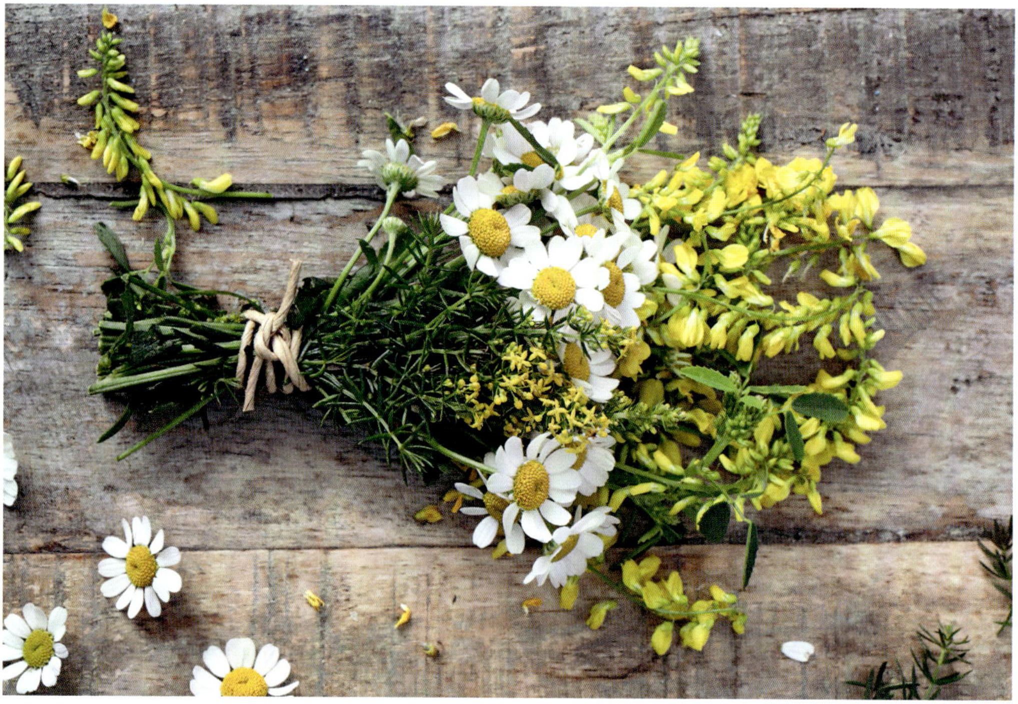

Honigklee, Labkraut und Mutterkraut

Auslösende Faktoren von Kopfweh können Stress, muskuläre Verspannungen, verbrauchte Luft in Räumen, zu viel Kaffee, Alkohol oder Nikotin, falsche Ernährung oder auch Wetterumschwünge und Veranlagung sein. Der gelb blühende **Honigklee** (*Melilotus officinalis*) wird auch als Echter Steinklee bezeichnet. Seine Hauptwirkstoffe sind, genau wie beim **Echten Labkraut** (*Galium verum*), Flavonoide, daneben ätherische Öle und Cumarine. Letztere verbessern die Fließeigenschaft des Blutes und wirken entzündungshemmend. **Mutterkraut** (*Tanacetum parthenium*) gilt tatsächlich seit der Antike als eine der bevorzugten Pflanzen zur Linderung von Kopfschmerzen. Wissenschaftliche Untersuchungen bewiesen, dass der Wirkstoff Sesquiterpenlakton (Parthenolid) für die entzündungshemmende und schmerzstillende Wirkung verantwortlich ist und die Pflanze insbesondere zur Vorbeugung von Migräne- und Kopfschmerzattacken angewandt werden kann.

Cumarine

Vorsicht bei der Einnahme von blutverdünnenden Mitteln: Cumarine haben ebenfalls eine blutverdünnende Wirkung.

Sammeln

Erntezeit ist in den Sommermonaten. Honigklee und Labkraut sind häufig vorkommende, standorttreue Pflanzen. Cumarin, der Duftstoff des Honigklees, entwickelt sich größtenteils beim Welken, weshalb er frisch geerntet nur schwach, getrocknet jedoch sehr intensiv duftet. Mutterkraut zählt zu den in Gärten kultivierten Wucherpflanzen und lässt sich gelegentlich ausgewildert finden.

TONIXIER MIT HONIGKLEE

Gerstenmalzsirup empfehle ich, *weil dieser bis zu 50 % Malzzucker enthält. Zudem enthält Gerstenmalz Magnesium, das dazu beitragen kann, Spannungskopfschmerzen zu reduzieren. Die mitgelieferten B-Vitamine sind in der Lage, den Serotoninspiegel anzuheben, was das Schmerzempfinden deutlich reduzieren kann.*

- 5 Blütentriebe Honigklee mit Blättern, 12–15 cm hoch (alternativ 1 EL getrocknetes, gerebeltes Honigkleekraut)
- 3 Blütentriebe Echtes Labkraut mit Blättern, 12–15 cm hoch (alternativ 1 EL getrocknetes, gerebeltes Labkraut)
- mehrere Blütentriebe Mutterkraut mit etwa 15 Blüten und 15 Blättern (alternativ 1 EL getrocknetes, gerebeltes Mutterkraut)
- 100 g Gerstenmalzsirup
- 250-ml-Flasche

- Bei Verwendung frischer Pflanzen Honigklee, Labkraut und Mutterkraut waschen, trockentupfen, kleinschneiden und mischen.
- Alternativ getrocknete, gerebelte Kräuter mischen. Sie können auch frische und getrocknete Kräuter kombinieren.
- Die vorbereiteten Pflanzenteile mit 200 ml heißem Wasser übergießen, bedeckt 10 Minuten ziehen lassen und filtrieren (Aufguss).
- 150 ml vom Aufguss abmessen und mit Gerstenmalzsirup gründlich verrühren.
- Das Tonixier in die Flasche füllen und täglich 60 ml einnehmen.

Detaillierte Informationen zur Zubereitung, Einnahme und Haltbarkeit des Tonixiers siehe Seite 63.

Weitere Zubereitungen für dieses Pflanzentrio

Teezubereitung: Aufguss Basisrezept Seite 61
Honigauszüge: Basisrezepte Seiten 64–66
Oxymel: Basisrezept Seite 69
Sirupe: Basisrezepte Seiten 70–73

Leber und Galle

Pflanzentrio: Beifuß, Erdrauch, Mariendistel

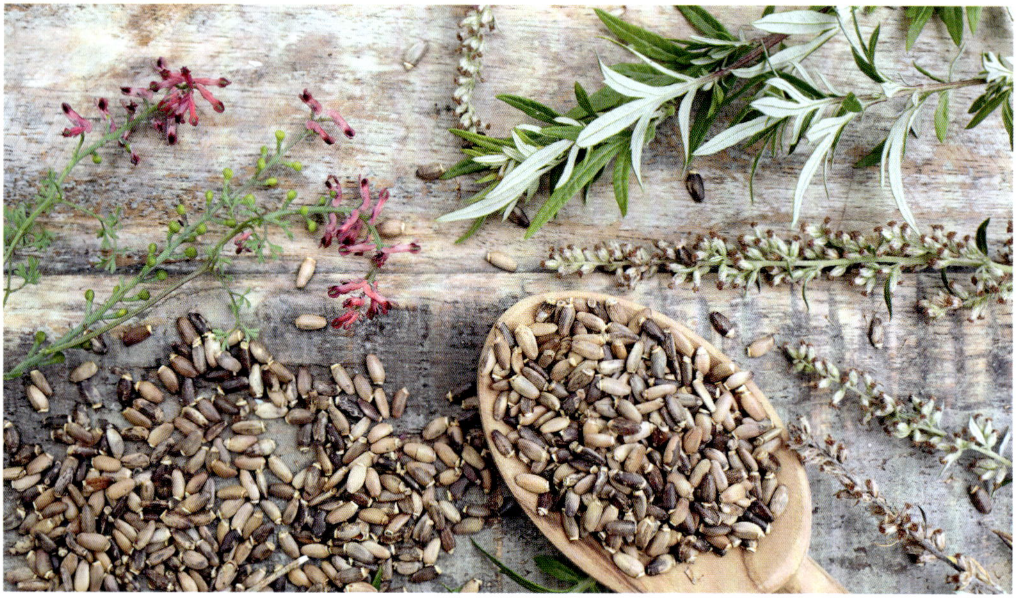

Beifuß, Erdrauch und Mariendistelsamen

Der Schmerz der Leber ist die Müdigkeit, weiß der Volksmund. Tatsächlich deuten neben Müdigkeit, wie unter anderem Übelkeit, Blähungen und wiederholtes Aufwachen zwischen ein und drei Uhr nachts (Organuhr nach der TCM) oftmals darauf hin, dass die Leber Unterstützung braucht.

Hier bietet das Pflanzenreich vielfältige Hilfe in Form von Bitterstoffen. **Beifuß** (*Artemisia vulgaris*) bringt als aromatische Bitterstoffdroge die Verdauungssäfte zuverlässig zum Fließen und zeigt dabei eine durchblutungsfördernde Wirkung. Während **Erdrauch** (*Fumaria officinalis*) mit seinen enthaltenen Bitterstoffen und Flavonoiden für einen geregelten Gallefluss sorgt. Zusammen bringen sie Leber, Galle und die Verdauung in Schwung.

Die Samen der **Mariendistel** (*Silybum marianum*) werden hingegen bei Leberleiden jeglicher Art angewandt. Als einzige Heilpflanze hat sie die Kraft, dank des Wirkstoffkomplexes Silymarin die Neubildung von Leberzellen anzuregen. Zudem zeigt die wissenschaftlich sehr gut untersuchte Pflanze eine schützende Wirkung gegenüber toxischen Substanzen aus der Nahrung.

Sammeln

Erntezeit ist im August und September. Vom Beifuß mit seinen oberseits dunkelgrünen, unterseits weiß-filzig behaarten Blättern werden während der Blütezeit die oberen Triebspitzen geschnitten. Erdrauch blüht von Juni bis September. Seine bis zu 1 cm langen Blüten zeigen sich in den Farben Blaurot, Rosa bis hin zu Dunkelrot. Mariendistelsamen können Sie schmerzfrei aus den stacheligen Blütenköpfen lösen, indem Sie diese zunächst abschneiden und dann die einzelnen Samen am Pappus aus den Blütenkörbchen ziehen. Sie können die Samen auch kaufen.

TONIXIER MIT BEIFUSS

Zuckerrübensirup empfehle ich, *weil dieses Süßungsmittel bedeutsame Mengen an Betain enthält. Die Naturheilkunde setzt diesen Wirkstoff, aus diversen Pflanzen gewonnen, zur Unterstützung des Fettstoffwechsels für eine verbesserte Leberfunktion ein. Zur Medikation stehen hier standardisierte Präparate zur Verfügung.*

- 1 TL Mariendistelsamen
- 1 Zweigspitze Beifuß mit Blüten und Blättern, etwa 15 cm hoch (alternativ 1 TL getrockneter, gerebelter Beifuß)
- 10 Stängel Erdrauch mit Blüten und Blättern, etwa 15 cm hoch (alternativ 1 TL getrocknetes Erdrauchkraut)
- 100 g Zuckerrübensirup
- 250-ml-Flasche

- Die sehr harten Mariendistelsamen mörsern oder mahlen. Die beiden frisch geernteten Kräuter waschen, trockentupfen, kleinschneiden und dann alles mischen.
- Alternativ die getrockneten, gerebelten Kräuter und die Samen mischen. Sie können auch frische und getrocknete Pflanzen kombinieren.
- Die vorbereiteten Pflanzenteile mit 200 ml heißem Wasser übergießen, bedeckt 10 Minuten ziehen lassen und filtrieren (Aufguss).
- 150 ml vom Aufguss abmessen und mit dem Zuckerrübensirup verrühren.
- Das Tonixier in die Flasche füllen und täglich 60 ml einnehmen.

Detaillierte Informationen zur Zubereitung, Einnahme und Haltbarkeit des Tonixiers siehe Seite 63.

Weitere Zubereitungen für dieses Pflanzentrio

Teezubereitung: Aufguss Basisrezept Seite 61
Honigauszüge: Basisrezepte Seiten 64–66
Oxymel: Basisrezept Seite 69

Magen

Pflanzentrio: Kamille, Pfefferminze, Tausendgüldenkraut

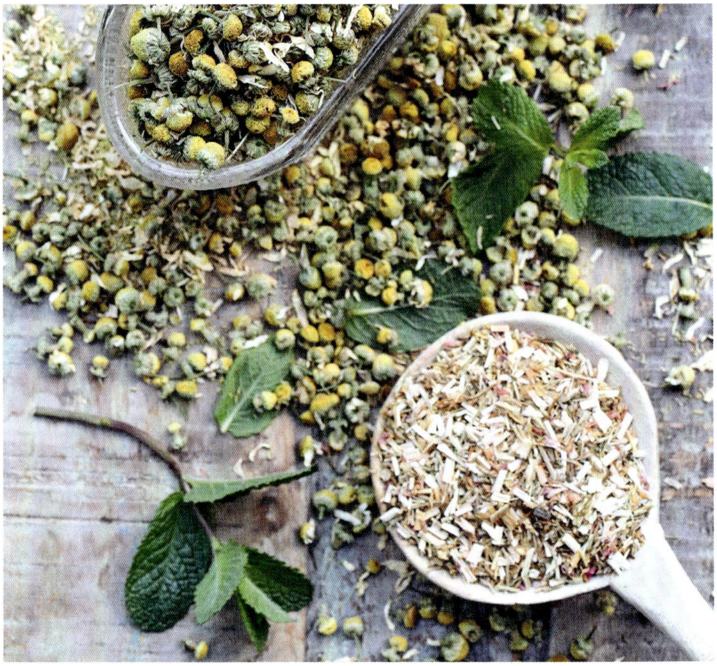

Getrocknete Kamillenblüten, getrocknetes Tausendgüldenkraut und frische Pfefferminze

Die intensiv duftenden ätherischen Öle aus den Blüten der **Kamille** (*Matricaria chamomilla*) mit Chamazulen und Bisabolol sowie aus den Blättern der **Pfefferminze** (*Mentha × piperita*) mit Menthol unterstützen die Verdauungsarbeit durch ihre reizmildernde, entkrampfende und durchblutungsfördernde Wirkung. Die Bitterstoffe des **Tausendgüldenkrauts** (*Centaurium erythraea*) regen über das Geschmacksempfinden auf der Zunge den Speichelfluss an, die Produktion der Verdauungssäfte in Mund, Magen, Leber und Bauchspeicheldrüse kommen in Fluss. Damit unterstützen sie die gesamte Verdauungstätigkeit. Gleichzeitig wirken sie gärungs- und fäulnishemmend, entblähend und verbessern die Resorption von Nährstoffen. Zusammen bietet das Pflanzentrio Entspannung und Beruhigung bei rebellierendem oder auch schwachem Magen. Es leistet wertvolle Unterstützung nach zu üppigen oder auch nicht verträglichen Mahlzeiten, welche von Völlegefühl, Übelkeit und Verdauungsschwäche begleitet sein können.

Sammeln

Erntezeit sind die Sommermonate. Für arzneiliche Zwecke wird nur die kultivierte Pfefferminze (*Mentha × piperita*) angewandt. Die Blätter vor der Blüte ernten. Leider finden sich die Echte Kamille und das Tausendgüldenkraut nur noch selten an ihren natürlichen Standorten. Sie lassen sich jedoch problemlos aus Samen ziehen.

HONIGAUSZUG MIT KAMILLENBLÜTEN

Bienenhonig empfehle ich, *weil diesem ein positiver Einfluss auf die Magenschleimhäute nachgesagt wird und er dazu beitragen kann, die Magengesundheit zu erhalten.*

- 25 Kamillenblüten (alternativ 1 EL getrocknete, gerebelte Kamillenblüten)
- 12 Pfefferminzblätter (alternativ 1 EL getrocknete, gerebelte Pfefferminzblätter)
- 1 Triebspitze Tausendgüldenkraut, 10–15 cm hoch (alternativ ½ TL getrocknetes, gerebeltes Tausendgüldenkraut)
- 100 g cremiger oder flüssiger Honig
- 250-ml-Flasche

- Bei Verwendung frischer Pflanzen Kamillenblüten, Pfefferminzblätter und Tausendgüldenkraut waschen, trockentupfen und kleinschneiden. Kamillenblüten und Pfefferminzblätter mischen, Tausendgüldenkraut gesondert bereitlegen.
- Alternativ mit den getrockneten Pflanzen genauso verfahren. Sie können auch frische und getrocknete Pflanzen kombinieren.
- Kamillenblüten und Pfefferminzblätter mit 200 ml heißem Wasser übergießen. Bedeckt 7 Minuten ziehen lassen. Tausendgüldenkraut hinzufügen, gut unterrühren, für weitere 3 Minuten bedeckt ziehen lassen und filtrieren (Aufguss).
- 150 ml der Teezubereitung auf 40 °C abkühlen lassen und dann zusammen mit dem Honig in die Flasche füllen. Davon täglich 60 ml einnehmen.

Detaillierte Informationen zur Zubereitung, Einnahme und Haltbarkeit des Honigauszugs siehe Basisrezept 3 Seite 66.

Alternative zum Tausendgüldenkraut

Ist Ihnen Tausendgüldenkraut zu bitter, können Sie dieses ersetzen durch 12 Löwenzahnblätter mit etwa 15 cm Länge (alternativ 1 gestrichenen EL getrocknete, gerebelte Löwenzahnblätter).

Weitere Zubereitungen für dieses Pflanzentrio

Teezubereitung: siehe oben, nur mit der halben Menge an Kräutern
Honigauszüge: Basisrezepte 1 und 2 Seiten 64–65
Tonixier: Basisrezept Seite 66
Oxymel: Basisrezept Seite 69

Nieren und Blase

Pflanzentrio: Birke, Brennnessel, Giersch

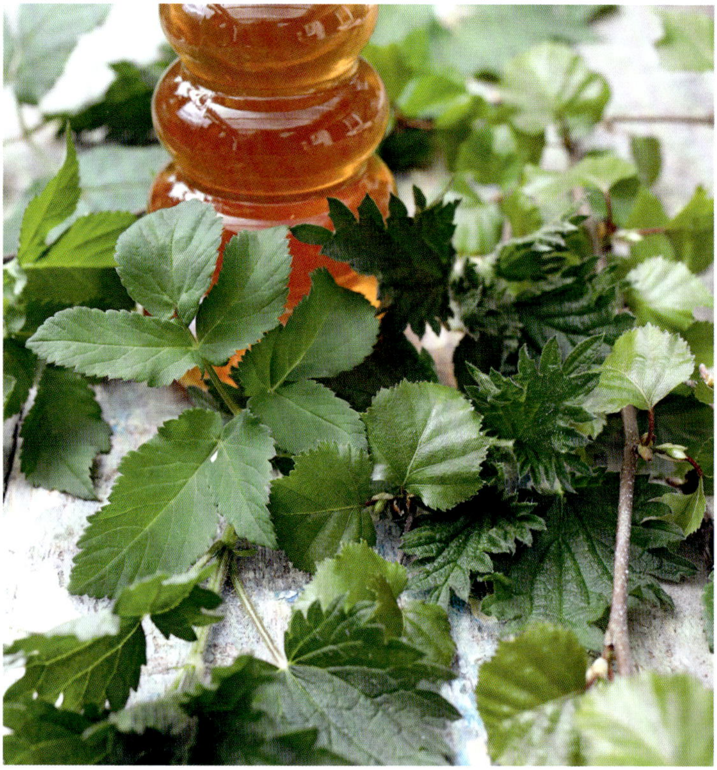

Junge Blätter von Birke, Brennnessel und Giersch

Wie die meisten Menschen wissen, verfügt der Organismus über zwei Nieren. Die rotbraune Farbe der bohnenförmigen Organe weist auf deren starke Durchblutung hin. Pro Tag werden 1500 l Blut durch die Nieren geschleust. Mit dem Harn werden die harnpflichtigen Substanzen sowie Abbauprodukte des Körpers, Fremd- und Giftstoffe ausgeschieden. Um Nieren und Blase gesund zu erhalten, sollten Sie täglich bis zu 2 l Wasser, Tee oder verdünnte Fruchtsaftschorle trinken. Die großzügige Flüssigkeitszufuhr durchspült Nieren und Blase verstärkt, wodurch eine Ausbreitung von Bakterien verhindert werden kann.

Frisch entfaltete, zartgrüne Blätter der **Birke** (*Betula pendula*) liefern zusammen mit den tiefgrünen jungen Blättern der **Brennnessel** (*Urtica dioica* und *U. urens*) und zartem **Giersch** (*Aegopodium podagraria*) reichlich Flavonoide und eine gute Portion Vitamin C. Vorhandene Mineralstoffe wie Kalzium, Eisen, Kalium, Magnesium und Zink, welche insbesondere in Brennnesseln vorkommen, lassen sie traditionell Anwendung zur Stärkung von Nieren und Blase finden, insbesondere bei immer wiederkehrenden Blaseninfekten und Reizblase.

Sammeln

Erntezeit ist im Mai und Juni. Die frisch entfalteten, herzförmigen, zarten Blätter von Birken können Sie von Mitte April bis Ende Juni ernten. Junge Brennnesselblätter werden vom frischen Wachstum im Vorfrühling bis zum Blühbeginn zur Anregung des Stoffwechsels empfohlen. Giersch ernten Sie am besten, wenn die Pflanze noch sehr zart und von hellgrüner Farbe ist.

OXYMEL MIT BIRKENBLÄTTERN

Oxymel empfehle ich, *weil Apfelessig bekanntermaßen die Leistungen der Nieren ankurbelt und in der Kombination mit Honig durch seine stoffwechselanregende Wirkung die ableitenden Harnwege in ihrer Funktionsweise unterstützen kann.*

- 20 junge Birkenblätter, bis zu 5 cm lang (alternativ 1 EL getrocknete, gerebelte Birkenblätter)
- 20 Brennnesselblätter, bis zu 5 cm lang (alternativ 1 EL getrocknete, gerebelte Brennnesselblätter)
- 30 einzelne Fiederblätter vom Giersch, bis zu 2 cm lang (alternativ 1 EL getrocknete, gerebelte Gierschblätter)
- 80 ml naturtrüber Apfelessig
- 170 g flüssiger Honig
- helles 500-ml-Glas mit Deckel

- Bei Verwendung frischer Pflanzen Birken-, Brennnessel- und Gierschblätter waschen, trockentupfen, kleinschneiden und mischen (für die Brennnesseln Handschuhe anziehen).
- Alternativ die getrockneten Kräuter mischen. Sie können auch frische und getrocknete Pflanzen kombinieren.
- Apfelessig und Honig im bereitgestellten Glas verrühren und die vorbereitete Blättermischung unterrühren. Das Glas verschließen, mit Datum versehen und für 3 Wochen ziehen lassen.
- Anschließend durch einen Kaffee- oder Teefilter filtrieren, dafür die Blättermischung gründlich ausdrücken.
- Das Oxymel in eine Flasche füllen und täglich 1–2 EL einnehmen.

Detaillierte Informationen zur Zubereitung, Einnahme und Haltbarkeit des Oxymels siehe Seite 69.

Weitere Zubereitungen für dieses Pflanzentrio

Teezubereitung: Aufguss Basisrezept Seite 61
Tonixier: Basisrezept Seite 63
Honigauszüge: Basisrezepte Seiten 64–66
Sirupe: Basisrezepte Seiten 70–73

Säure-Basen-Haushalt

Pflanzentrio: Ehrenpreis, Kletten-Labkraut, Purpurrote Taubnessel

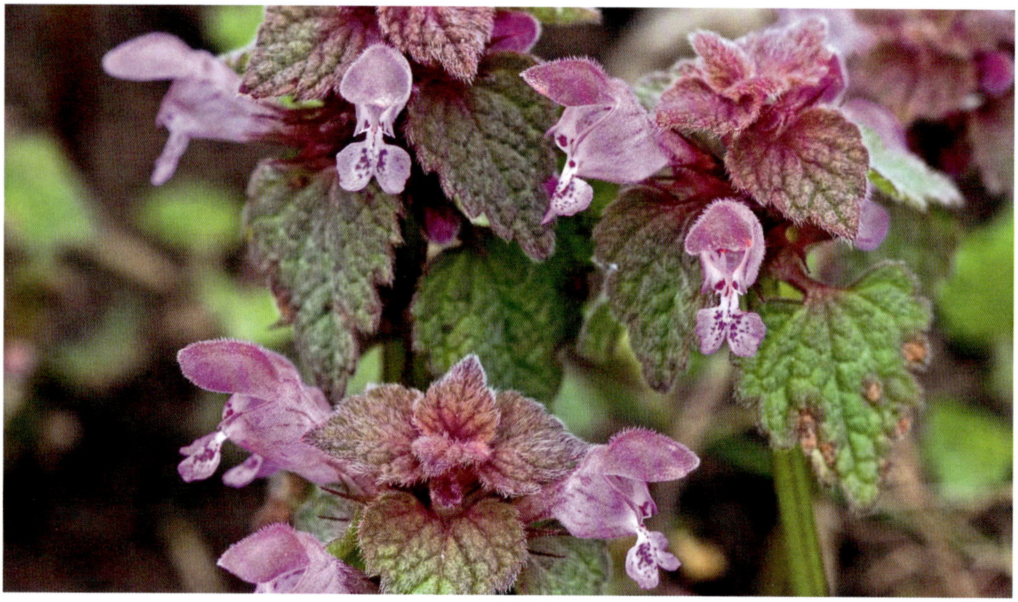

Purpurrote Taubnessel

Fehlernährung, unzureichende Flüssigkeitsaufnahme, Stress und Bewegungsmangel, genauso wie extrem betriebener Sport, können zu einem Überschuss an Säuren im Organismus führen, womit zahlreiche Beschwerden in Verbindung gebracht werden. Diese äußern sich oftmals durch eine erhöhte Infektanfälligkeit, Sodbrennen, Leistungsabfall, Kopf- und Muskelschmerzen. Basenbildende Heilpflanzen unterstützen Ihren Organismus dabei, überschüssige Säuren zu neutralisieren und auszuscheiden.

Wirkungsvoll zeigen sich die in **Echtem Ehrenpreis** (*Veronica officinalis*) enthaltenen, den Stoffwechsel und die Bildung von Basen anregenden Bitterstoffe.

In **Kletten-Labkraut** (*Galium aparine*) vorhandene Flavonoide fördern den Abtransport von Schlacken. Ihre diuretische (harntreibende) Wirkung stimuliert Nieren und Blase und fördert das Entgiften. Bereits Dioskurides empfahl diese Pflanze im 1. Jahrhundert bei Müdigkeit und Erschöpfung. Die **Purpurrote Taubnessel** (*Lamium purpureum*) ergänzt das Pflanzentrio optimal durch enthaltenes Kalium und Kieselsäure sowie die Vitamine C und E.

Sammeln

Die Erntezeit ist von Februar bis Mai. Von den unterschiedlichen heimischen Ehrenpreisarten wird zu naturheilkundlichen Anwendungen vorwiegend der Echte Ehrenpreis eingesetzt. Die quirlständige Blattanordnung der Labkräuter schließt Verwechslungen mit anderen Kräutern aus. Die zudem rauere Oberfläche des Kletten-Labkrautes können Sie direkt beim Ernten spüren. Die unterschiedlichen Taubnessel-Arten zeigen vor der Blütezeit große Ähnlichkeit mit den Brennnesseln, jedoch ohne Brennhaare. Alle Arten dieser drei Pflanzen sind genießbar.

TONIXIER MIT EHRENPREIS

Zuckerrübensirup empfehle ich, *weil reichlich vorhandene Vitamine, Mineralstoffe und Spurenelemente, wie z. B. Folsäure, Kalium, Magnesium und Eisen, sowie sekundäre Pflanzenstoffe für gesundheitliche Balance sorgen. Als basenbetontes Lebens- und Süßungsmittel unterstützt Zuckerrübensirup den Säure-Basen-Haushalt positiv und trägt zu einem Ausgleich von Säurebildnern im Organismus bei.*

- 12 Stängel blühender Echter Ehrenpreis mit Blättern, etwa 10 cm hoch (alternativ 1 EL getrockneter, gerebelter Echter Ehrenpreis)
- 6–8 junge Triebe Kletten-Labkraut, etwa 10 cm hoch (alternativ 1 EL getrocknetes, gerebeltes Kletten-Labkraut)
- 5 Triebspitzen blühende Taubnessel mit Blättern, etwa 8 cm lang (alternativ 1 EL getrocknetes, gerebeltes Taubnesselkraut)
- 100 g Zuckerrübensirup
- 250-ml-Flasche

- Bei Verwendung frischer Pflanzen die Kräuter waschen, trockentupfen, kleinschneiden und mischen.
- Alternativ getrocknete Kräuter mischen. Sie können auch frische und getrocknete Kräuter kombinieren.
- Die vorbereiteten Pflanzenteile mit 200 ml heißem Wasser übergießen, bedeckt 10 Minuten ziehen lassen und filtrieren (Aufguss).
- 150 ml vom Aufguss abmessen und mit dem Zuckerrübensirup verrühren.
- Das Tonixier in die Flasche füllen und täglich 60 ml einnehmen.

Detaillierte Informationen zur Zubereitung, Einnahme und Haltbarkeit des Tonixiers siehe Seite 63.

Weitere Zubereitungen für dieses Pflanzentrio

Teezubereitung: Aufguss Basisrezept Seite 61
Honigauszüge: Basisrezepte Seiten 64–66
Oxymel: Basisrezept Seite 69
Sirupe: Basisrezepte Seiten 70–73

Stoffwechsel aktiv

Pflanzentrio: Gänseblümchen, Gundelrebe, Löwenzahn

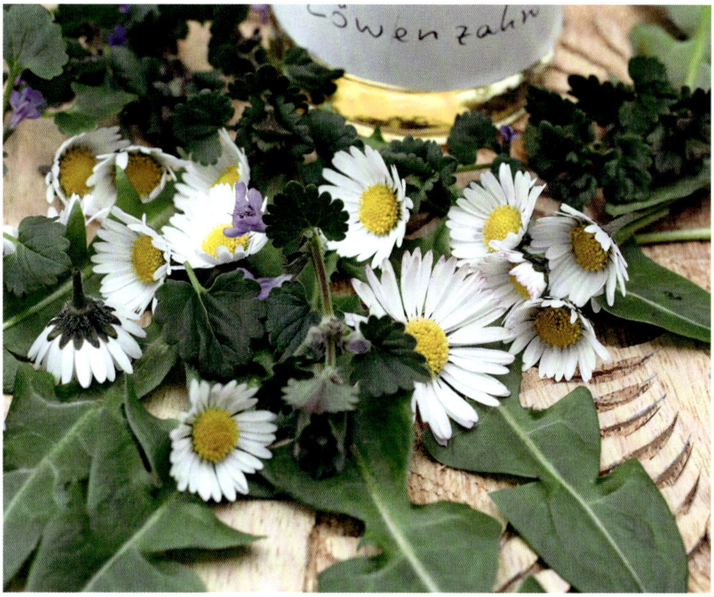

Gänseblümchen, Löwenzahn und Gundelrebe

Mit Beginn des Frühjahrs, wenn sich Kälte und Dunkelheit langsam wieder verabschieden, die Tage zunehmend länger werden, die Sonne an Kraft gewinnt und die Natur von neuer Lebendigkeit erfüllt wird, können Sie ihren Stoffwechsel mit diesen ersten Frühlingskräutern optimal auf die kommende Jahreszeit vorbereiten. Frühjahrsmüdigkeit weicht und neue Energie wird spürbar. In diesem Pflanzentrio ist die geballte Kraft des beginnenden Frühjahrs gesammelt.

Gänseblümchen (*Bellis perennis*) enthalten Saponine und Schleimstoffe, die **Gundelrebe** (*Glechoma hederacea*), auch **Gundermann** genannt, ätherische Öle und Gerbstoffe, der **Löwenzahn** (*Taraxacum officinalis*) Bitterstoffe und Flavonoide, um nur die hervorragenden zu nennen. Dazu kommen jede Menge Vitamin C und weitere Vitamine sowie Mineralstoffe, davon insbesondere harntreibendes Kalium. Sie alle üben eine leichte Reizwirkung auf die stoffwechselaktiven Organe aus und kurbeln die Produktion von Verdauungssäften an. So fördern sie das allgemeine Wohlbefinden. Zu den stoffwechselaktiven Organen zählen Lunge, Leber und Gallenblase, Nieren und Blase, Magen und Darm.

Sammeln

Erntezeit ist von März bis Mai. Die Blüten von Gänseblümchen sind bei Sonnenschein weit geöffnet und folgen dem tagtäglichen Lauf der Sonne. Nachts und bei Regen sowie bei bevorstehendem schlechtem Wetter schließen sie sich und neigen das Köpfchen der Erde zu. Gundelrebe erkennen Sie immer an ihrem sehr spezifischen Geruch. Er entfaltet sich, wenn Sie mit den Fingern an den Blättern reiben. Löwenzahn ist eine Allerweltspflanze (Kosmopolit), welche auf allen Kontinenten in den gemäßigten Klimazonen beheimatet ist. Man findet sie auf Wiesen und Feldern, in Gärten, Dörfern, Städten, Anlagen und überall dort, wohin der Wind ihre Samen getragen hat.

SIRUP MIT GÄNSEBLÜMCHEN

Erythrit empfehle ich, *weil dieser Zuckeraustauschstoff bei einer Süßkraft von etwa 60–75 % gegenüber Haushaltszucker keine Kalorien beinhaltet und somit ihre Kalorienbilanz nicht zum Negativen beeinflusst.*

- 25 Blüten und 15 Blätter vom Gänseblümchen (alternativ 1 EL getrocknete, gerebelte Gänseblümchen-Blüten und -Blätter)
- 25 Gundelrebenblätter, etwa 2,5 cm im Durchmesser (alternativ 1 TL getrocknete, gerebelte Gundelrebenblätter)
- 15 Blätter Löwenzahn, etwa 15 cm lang (alternativ 1 EL getrocknete, gerebelte Löwenzahnblätter)
- 100 g Erythrit
- 1 EL naturtrüber Apfelessig
- 350-ml-Flasche

- Erythrit mit 250 ml Wasser mischen, unter Rühren erwärmen, bis der Zucker gelöst ist.
- Bei Verwendung frischer Pflanzen die Kräuter waschen, trockentupfen, kleinschneiden und mischen.
- Alternativ getrocknete Kräuter mischen. Sie können auch frische und getrocknete Kräuter kombinieren.
- Kräuter und Apfelessig hinzufügen, unter gelegentlichem Rühren 20 Minuten schwach köcheln lassen, filtrieren und abfüllen.
- Täglich 60 ml in Wasser verdünnt einnehmen.

Detaillierte Informationen zur Zubereitung, Einnahme und Haltbarkeit des Sirups siehe Basisrezept 4 Seite 73.

Weitere Zubereitungen für dieses Pflanzentrio

Teezubereitung: Aufguss Basisrezept Seite 61
Tonixier: Basisrezept Seite 63
Honigauszüge: Basisrezepte Seiten 64–66
Oxymel: Basisrezept Seite 69
Sirup: Basisrezept 3 Seite 73

Erholsamer Schlaf

Pflanzentrio: Hopfen, Walnuss, Weißdorn

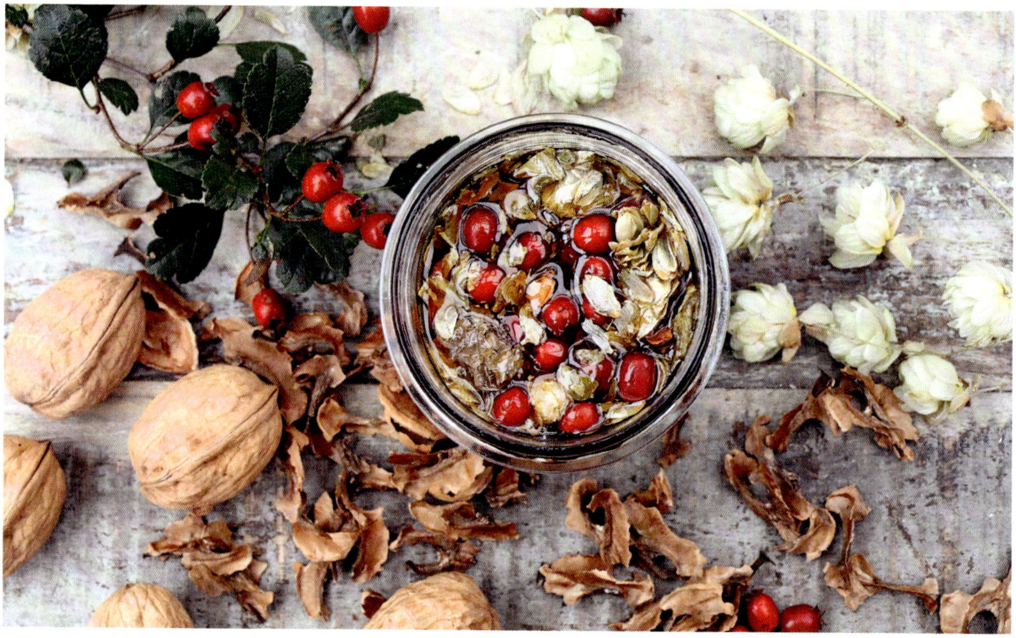

Hopfenzapfen, Walnusskämben und Weißdornfrüchte

Die im Spätsommer reifen Hopfenzapfen, die aus den weiblichen Blüten des **Hopfens** (*Humulus lupulus*) entstehen, finden seit Jahrhunderten sowohl zu medizinischen Zwecken, als auch, wie allgemein bekannt, zum Bierbrauen Verwendung. Für die beruhigende und schlaffördernde Wirkung sind die in den Hopfendrüsen enthaltenen Bitterstoffe Humulon und Lupulon verantwortlich. Sie versprechen eine deutliche Verbesserung der Schlafqualität und sind hilfreiche Unterstützer beim Ein- und Durchschlafen.
Dass auch die holzigen Trennwände der Nüsse des **Walnussbaums** (*Juglans regia*), im Fachjargon Nusskreuze oder Nusskämben genannt, zur Förderung guten Schlafes beitragen sollen, wissen nur noch die Alten. **Weißdorn** (*Crataegus* sp.) hingegen ist labortechnisch eine sehr gut erforschte Heilpflanze. Die im Herbst reifen, roten Beeren tragen neben der herzstärkenden Wirkung zur Unterstützung einer erholsamen Nachtruhe bei. Gesunder Schlaf, ungestört von nächtlicher Grübelei ist wichtig, um neue Energien zu tanken und schwungvoll in den neuen Tag starten zu können.

Sammeln

Erntezeit ist im frühen Herbst. Hopfen zählt zu den zweihäusigen Schlingpflanzen. Nur die weiblichen Pflanzen bilden die typischen Zapfen mit den Hopfendrüsen aus. Walnüsse sind in zwei Hälften geteilt, in ihrer Mitte ist das holzige Nusskreuzchen (Nusskämbe). Weißdorn trägt im Herbst kleine, leuchtend rote Apfelfrüchte. Sie schmecken süß-säuerlich. Nicht geerntete und nicht von Vögeln gefressene Früchte überwintern am Strauch.

HONIGAUSZUG MIT HOPFENZAPFEN

Bienenhonig empfehle ich, *weil dieser eine beruhigende und schlaffördernde Wirkung aufweist. Bestimmt ist auch Ihnen von Kindesbeinen an bekannt, dass ein Glas warme Milch, mit Honig gesüßt, das Einschlafen erleichtern kann.*

- 20 Weißdornbeeren (alternativ 1 EL getrocknete Weißdornbeeren)
- 3 Hopfenzapfen (alternativ 3 TL getrocknete Hopfenzapfen)
- 10 Walnusskämben (holzige Nusskreuze)
- 250 g flüssiger Honig
- 500-ml-Schraubdeckelglas

- Bei Verwendung frischer Pflanzen Weißdornbeeren waschen und trockentupfen. Zusammen mit den Hopfenzapfen (diese nicht waschen, sie verlieren sonst ihre wirksamen Hopfendrüsen) und den Walnusskämben (nur abreiben) kleinschneiden.
- Alternativ getrocknete Pflanzenteile mischen. Sie können auch frische und getrocknete Pflanzen kombinieren.
- Die vorbereiteten Pflanzenteile zusammen mit dem flüssigen Honig in das Glas geben, sodass alle Pflanzenteile gut bedeckt sind. Das verschlossene und beschriftete Glas für 4 Wochen an einem schattigen, wohltemperierten Platz ziehen lassen. Innerhalb dieser Zeit das Glas jeden Tag einmal umdrehen, sodass es jeden zweiten Tag auf dem Kopf steht.
- Danach filtrieren und abends 2 TL pur einnehmen.

Detaillierte Informationen zur Zubereitung, Einnahme und Haltbarkeit des Honigauszuges siehe Basisrezept 1 Seite 64.

Weitere Zubereitungen für dieses Pflanzentrio

Teezubereitung: Aufguss Basisrezept Seite 61. Diesen jedoch 15 Minuten ziehen lassen und vor dem Zubettgehen eine Tasse, am besten mit oben genanntem Honigauszug gesüßt, genießen.
Tonixier: Basisrezept Seite 63
Honigauszug: Basisrezepte 2 und 3 Seiten 65–66
Oxymel: Basisrezept Seite 69
Sirupe: Basisrezepte Seiten 70–73

Anspannung und nervöse Unruhe

Pflanzentrio: Hafer, Lavendel, Lindenblüten

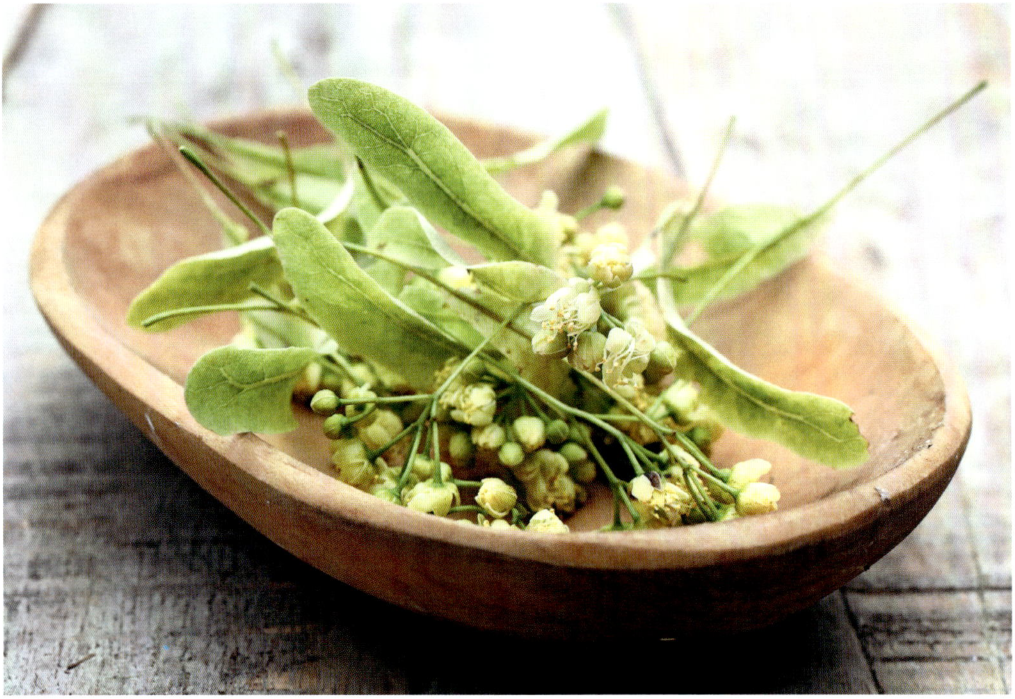

Lindenblüten

Allein schon die intensiven Aromen aus der Kombination von grünem Hafer, Lavendel- und Lindenblüten lassen Sie wieder zur Ruhe kommen. **Grüner Hafer**, also die unreif geernteten Körner des **Hafers** (*Avena sativa*) ist ein traditionelles Kräftigungsmittel bei nervöser Erschöpfung. Als Wirkstoffe kommen hier B-Vitamine, die sogenannten Nervenvitamine zum Tragen. Die Blüten des **Lavendels** (*Lavandula angustifolia*) sorgen mit ihren intensiven Duftstoffen, welche den ätherischen Ölen entspringen, seit jeher bei Nervosität und Unruhe für seelische Ausgeglichenheit. In den Blüten von **Linden** (*Tilia* cordata und *T. platyphyllos*) vorkommende Flavonoide zeigen neben ihren reizlindernden Eigenschaften auch eine beruhigende Wirkung und runden die Kombination perfekt ab. Gerade in Zeiten von Dauerstress oder außergewöhnlichen Belastungen, die zu Anspannung und Überforderung führen, können Sie diese Pflanzenkombination sehr gut einsetzen.

Sammeln

Erntezeit ist im Juni und Juli. Grüner Hafer wird kurz vor der Blütezeit geerntet, wenn Sie den Hafer im Garten ausgesät haben. Vom Lavendel schneiden Sie die blühenden Zweigspitzen, kurz bevor sich die Blüten vollends öffnen, 10–15 cm unterhalb des Blütenansatzes ab. Lindenblüten werden, sowohl von der Sommer- als auch der Winterlinde, mitsamt Hochblatt geerntet.

TONIXIER MIT GRÜNEM HAFER

Birnendicksaft empfehle ich, *weil dieser neben den Vitaminen A, C und E auch B-Vitamine enthält. Speziell Vitamin B3 (Niacin) wird bei Stress und angespannten Nerven empfohlen. B-Vitamine können zu einem gesunden nervlichen Wohlbefinden beitragen.*

- 5–7 Blütenstände Lavendel (alternativ 1 TL getrocknete, gerebelte Lavendelblüten)
- 5 unreife Blütenstände (Rispen) Hafer (sog. grüner Hafer) etwa 10 cm hoch (alternativ 1 EL getrockneter, geschnittener grüner Hafertee)
- 10 Lindenblüten mit Hochblättern (alternativ 1 EL getrocknete, gerebelte Lindenblüten)
- 100 g Birnendicksaft
- 1 TL kaltgepresstes Pflanzenöl (in Birnendicksaft enthaltenes Beta-Carotin zählt zu den fettlöslichen Vitaminen)
- 250-ml-Flasche

- Bei Verwendung frischer Pflanzen von den Blütenständen des Lavendels die einzelnen Blüten abzupfen. Die weiteren frisch geernteten Kräuter waschen, trockentupfen, kleinschneiden und alles mischen.
- Alternativ getrocknete Kräuter mischen. Sie können auch frische und getrocknete Kräuter kombinieren.
- Die vorbereiteten Pflanzenteile mit 200 ml heißem Wasser übergießen, bedeckt 10 Minuten ziehen lassen und filtrieren (Aufguss).
- 150 ml vom Aufguss abmessen. Mit Birnendicksaft und Öl gründlich verrühren.
- Das Tonixier in die Flasche füllen und täglich 60 ml einnehmen.

Detaillierte Informationen zur Zubereitung, Einnahme und Haltbarkeit des Tonixiers siehe Seite 63.

Weitere Zubereitungen für dieses Pflanzentrio

Teezubereitung: Aufguss Basisrezept Seite 61
Honigauszüge Basisrezepte Seiten 64–66
Oxymel: Basisrezept Seite 69
Sirupe: Basisrezepte Seiten 70–73

Verstimmung und Melancholie

Pflanzentrio: Basilikum, Dost, Johanniskraut

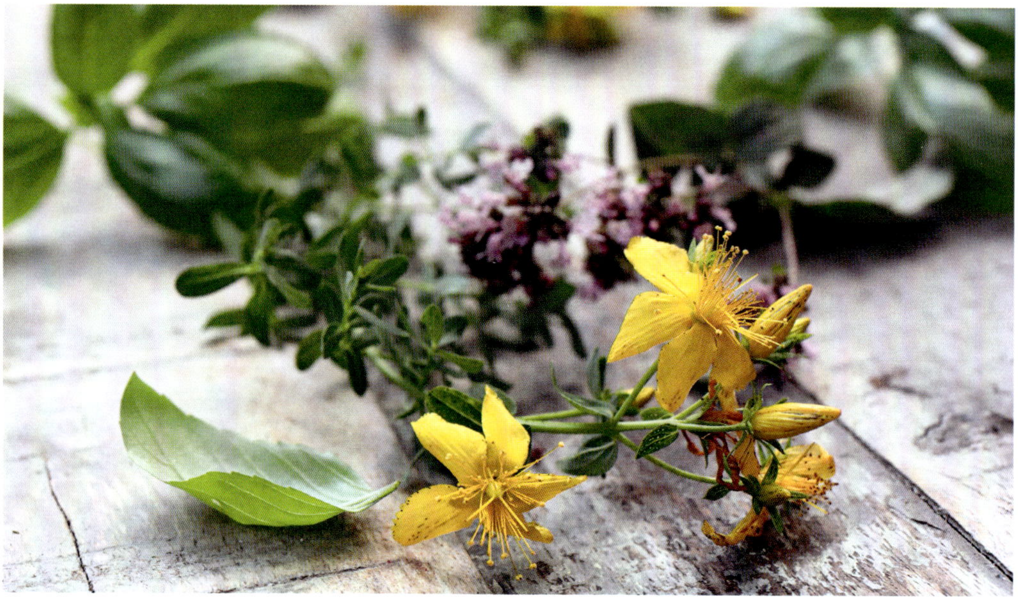

Stimmungsaufheller: Basilikum, Dost und Johanniskraut

Innere Dysbalance, durch Krankheit, Überforderung und Unstimmigkeiten oder ungewöhnliche Stressphasen hervorgerufen, können zeitweise zu Verstimmung und Melancholie führen. Bei einigen Menschen macht sich dies, unabhängig von äußerlichen Begebenheiten, insbesondere in der lichtarmen, dunklen Jahreszeit bemerkbar. Sie leiden unter dem sogenannten Winter-Blues.

Neuesten Forschungen zufolge verspricht **Basilikum** (*Ocimum basilicum*) mit seiner Fülle an duftintensiven, ätherischen Ölen, allen voran Linalool, welches für seine ausgleichende und beruhigende Wirkung bekannt ist, ein Übermittler von guter Laune zu sein. **Dost** (*Origanum vulgare*), auch „Wohlgemut" genannt, ist ein Kraut, das wussten schon die Alten, welches Kummer verschwinden lässt, erloschenen Lebensmut wieder aufrichtet und die Menschen fröhlich macht. Ätherische Öle sorgen für Nervenstärkung und Bitterstoffe für die Aktivierung von Verdauungssäften. Hildegard von Bingen empfahl bei Missmut bittere Kräuter und schrieb dazu: „Sie bringen Wärme und Stärke, richten den Körper auf. Sie führen gute Säfte herbei, machen den Menschen fröhlich und öffnen seine Sinne."

Das stimmungsaufhellende **Johanniskraut** (*Hypericum perforatum*) zeigt mit seinen gut erforschten Inhaltsstoffen Hyperforin und Hypericin Wirkung bei leichten bis mittelschweren depressiven Verstimmungen. Zur Behandlung derer muss aber eine längerfristige, höhere Dosierung mit standardisierten Produkten eingehalten werden. Jede depressive Erkrankung braucht dringend ärztliche Begleitung!

Sammeln

Erntezeit sind die Sommermonate. Basilikum braucht einen sonnigen Platz im Garten. Die qualitativ hochwertigste Ernte verspricht der Beginn der Blütezeit ab Juni. Von wildem Dost werden Blütentriebe, Blüten, Blätter und Stängel von Juni bis Oktober geerntet. Johanniskraut soll um den Tag der Sommersonnenwende seine stärkste Heilkraft zeigen.

TONIXIER MIT BASILIKUM

Birnendicksaft empfehle ich, *weil dieser die Vitamine A, B, C und E enthält. Insbesondere die Vitamine des B-Komplexes sind an einer Vielzahl wichtiger Stoffwechselvorgänge beteiligt. Folsäure (Vitamin B9) spielt beim Aufbau von Serotonin, welches im Volksmund als Glückshormon bezeichnet wird und für gute Laune sorgt, eine große Rolle.*

- Bei Verwendung frischer Pflanzen die Kräuter waschen, trockentupfen, kleinschneiden und mischen.
- Alternativ getrocknete Kräuter mischen. Sie können auch frische und getrocknete Kräuter kombinieren.
- Die vorbereiteten Pflanzenteile mit 200 ml heißem Wasser übergießen, bedeckt 10 Minuten ziehen lassen und filtrieren (Aufguss).
- 150 ml vom Aufguss abmessen. Mit Birnendicksaft und Öl gründlich verrühren.
- Das Tonixier in die Flasche füllen und täglich 60 ml einnehmen.

Detaillierte Informationen zur Zubereitung, Einnahme und Haltbarkeit des Tonixiers siehe Seite 63.

Weitere Zubereitungen für dieses Pflanzentrio

Teezubereitung: Aufguss Basisrezept Seite 61
Honigauszüge: Basisrezepte Seiten 64–66
Oxymel: Basisrezept Seite 69
Sirupe: Basisrezepte Seiten 70–73

- 4 Triebspitzen Basilikum mit je 8 Blättern (alternativ 1 EL getrocknete, gerebelte Basilikumblätter)
- 5 Zweige blühender Dost mit Blättern, 10–15 cm hoch (alternativ 1 EL getrockneter, gerebelter Dost)
- 5–7 Triebspitzen Johanniskraut mit Blüten, Blättern und Knospen, 10–15 cm hoch (alternativ 1 EL getrocknetes, gerebeltes Johanniskraut)
- 100 g Birnendicksaft
- 1 TL kaltgepresstes Pflanzenöl (in Birnendicksaft enthaltenes Beta-Carotin zählt zu den fettlöslichen Vitaminen)
- 250-ml-Flasche

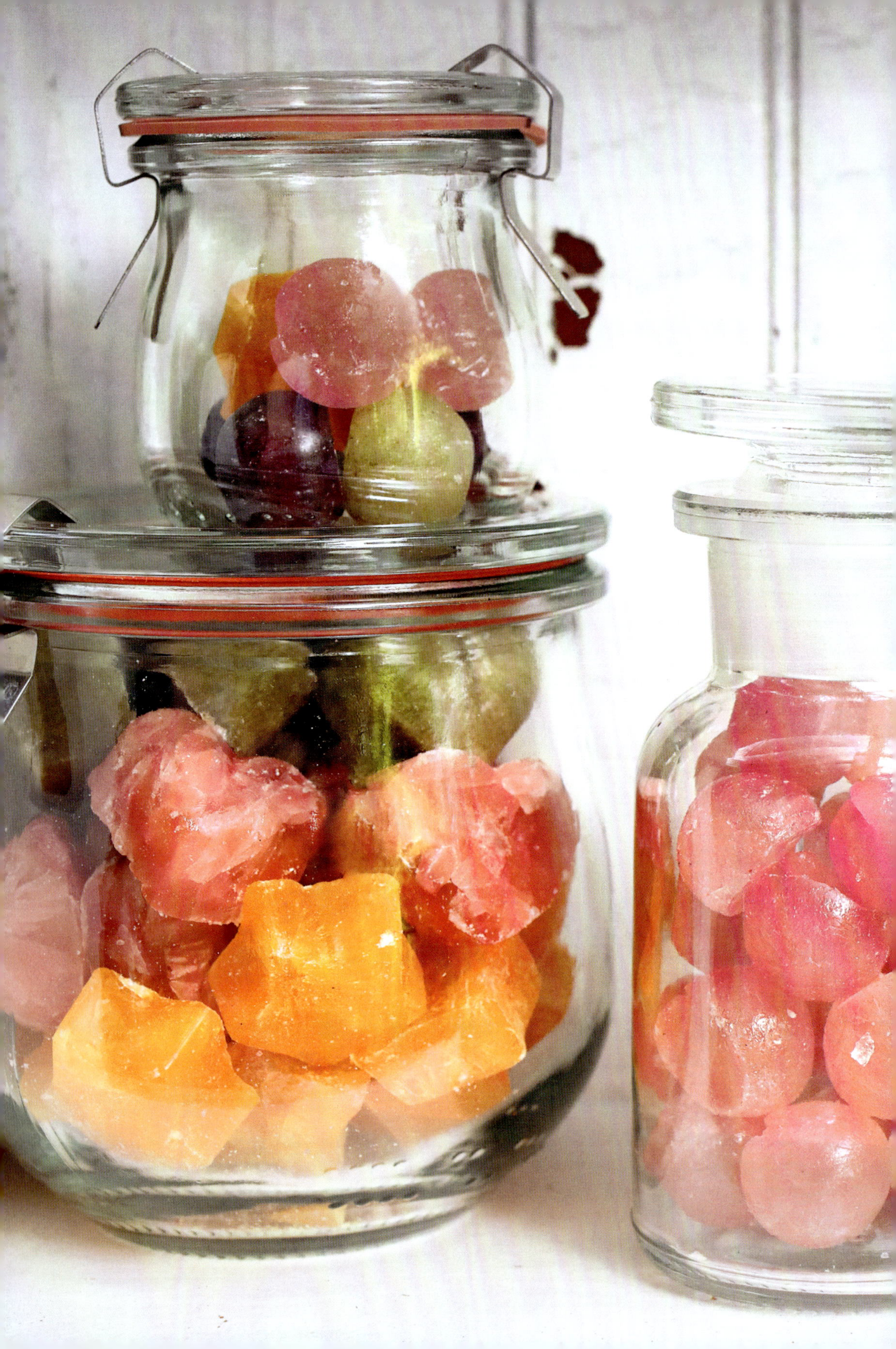

SERVICE

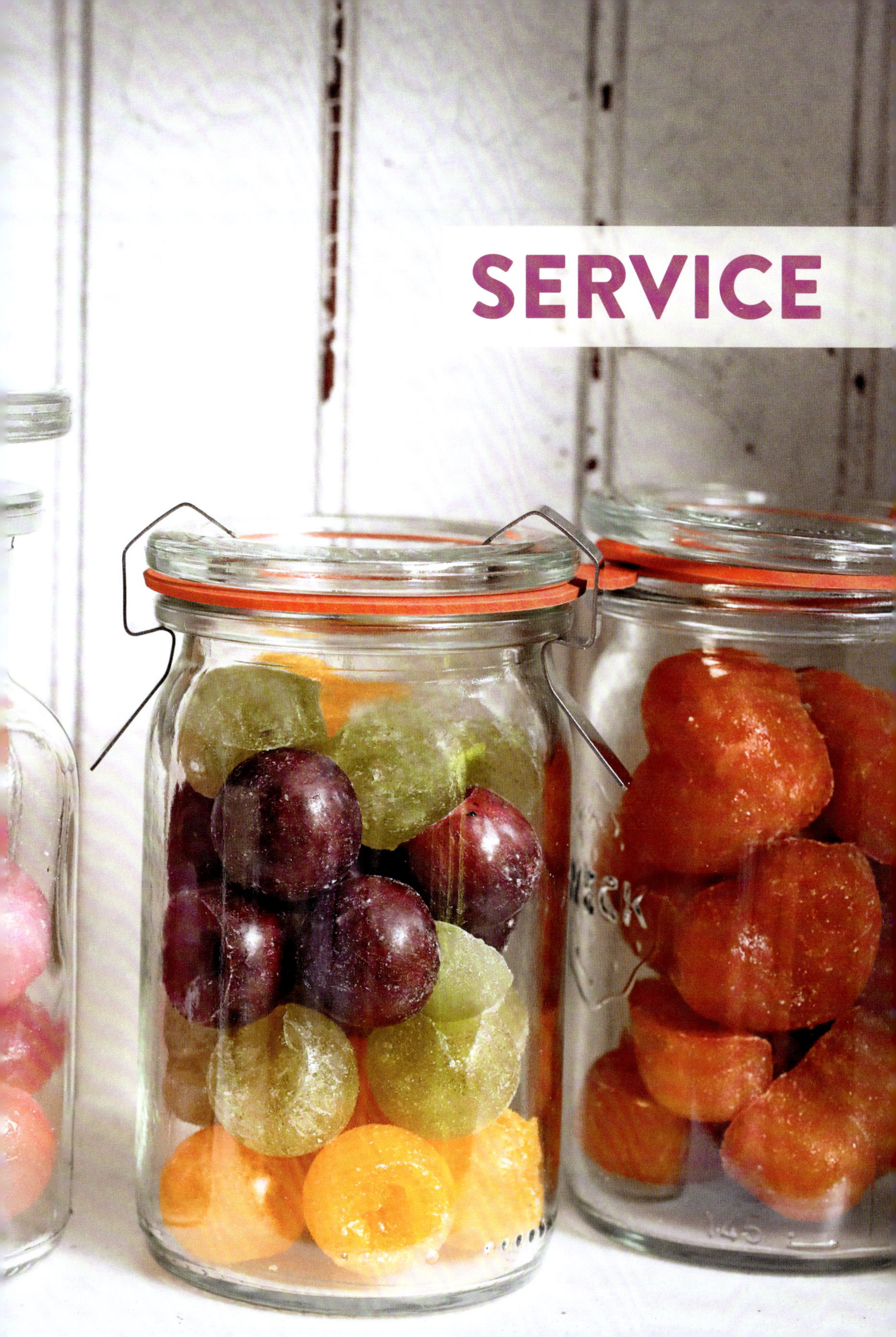

HEIMISCHE WILD- UND GARTENPFLANZEN UND IHRE WIRKUNGEN

Pflanzenart und verwendete Teile	Seite im Buch	Indikationen
Ackerschachtelhalm: Triebe	116/117	Gelenke
Apfel: Frucht	102/103	Darmgesundheit
Bärlauch: Blätter	82/83	Abwehr stärken im (Vor-)Frühling
Baldrian: Wurzel	122/123	Konzentrationsschwäche
Basilikum: Blätter	140/141	Verstimmung und Melancholie
Beifuß: blühende Zweigspitzen mit Blättern	126/127	Leber und Galle
Birke: junge Blätter	130/131	Nieren und Blase
Brennnessel: junge Blätter	130/131	Nieren und Blase
Brennnessel: Blätter und Blüten	116/117	Gelenke
Brennnessel: Blätter und Samen	104/105	Energie gewinnen
Brombeerstrauch: junge Blätter	118/119	Hautstoffwechsel
Dost: Blüten, Blätter, Stängel	140/141	Verstimmung und Melancholie
Eberesche: Früchte	88/89	Abwehr stärken im Herbst
Ehrenpreis: Blüten, Blätter, Stängel	132/133	Säure-Basen-Haushalt
Eisenkraut: blühende Zweigspitzen, Blätter	114/115	Männergesundheit
Engelwurz: Wurzel	106/107	Erschöpfung und Rekonvaleszenz
Erdrauch: Blüten, Blätter, Stängel	126/127	Leber und Galle
Fenchel: Samen	110/111	Krampfartige Regelbeschwerden
Fichte: Nadeln	94/95	Schnupfen
Frauenmantel: Blätter	108/109	Frauengesundheit
Gänseblümchen: Blüten und Blätter	134/135	Stoffwechsel aktiv

Pflanzenart und verwendete Teile	Seite im Buch	Indikationen
Gänsefingerkraut: Blüten, Blätter, Stängel	110/111	Krampfartige Regelbeschwerden
Giersch: junge Blätter	130/131	Nieren und Blase
Grüner Hafer: unreife Blütenstände (Rispen)	138/139	Anspannung und nervöse Unruhe
Gundelrebe: Blätter	134/135	Stoffwechsel aktiv
Hagebutte: Früchte	88/89	Abwehr stärken im Herbst
Holunder: Blüten	84/85	Abwehr stärken im Frühsommer
Honigklee: Blüten und Blätter	124/125	Kopfweh
Hopfen: Zapfen	136/137	Erholsamer Schlaf
Huflattich: Blüten, Blätter, Stängel	98/99	Trockener Reizhusten
Johanniskraut: Blüten, Blätter, Stängel	140/141	Verstimmung und Melancholie
Kamille: Blüten	128/129	Magen
Kapuzinerkresse: Knospen, Blüten, Blätter	86/87	Abwehr stärken im Spätsommer
Knoblauchsrauke: Blätter	82/83	Abwehr stärken im (Vor-)Frühling
Königskerze: Blüten	100/101	Produktiver Husten
Labkraut, Kletten-: Triebspitzen	132/133	Säure-Basen-Haushalt
Labkraut, Echtes: Blüten, Blätter, Stängel	124/125	Kopfweh
Lavendel: Blüten	138/139	Anspannung und nervöse Unruhe
Lein: Samen	112/113	Wechseljahre
Linde: Blüten	138/139	Anspannung und nervöse Unruhe

Pflanzenart und verwendete Teile	Seite im Buch	Indikationen
Löwenzahn: Blätter vor der Blüte	134/135	Stoffwechsel aktiv
Löwenzahn: Wurzel	106/107	Erschöpfung und Rekonvaleszenz
Lungenkraut: Blüten, Blätter, Stängel	98/99	Trockener Reizhusten
Mädesüß: Blüten und Blätter	116/117	Gelenke
Majoran: Knospen, Blätter, Stängel	84/85	Abwehr stärken im Frühsommer
Malve: Blüten	102/103	Darmgesundheit
Mariendistel: Samen	126/127	Leber und Galle
Meerrettich: Wurzel	90/91	Abwehr stärken im Spätherbst und Winter
Melisse: Blätter	122/123	Konzentrationsschwäche
Mutterkraut: Blüten, Blätter, Stängel	124/125	Kopfweh
Nachtkerze: Samen	112/113	Wechseljahre
Odermennig: blühende Zweigspitzen, Blätter	100/101	Produktiver Husten
Petersilie: Blätter	104/105	Energie gewinnen
Pfefferminze: Blätter	128/129	Magen
Quendel: Blüten, Blätter, Stängel	104/105	Energie gewinnen
Rose: Blütenblätter	108/109	Frauengesundheit
Rosmarin: Blätter	122/123	Konzentrationsschwäche
Rotklee: Blüten	112/113	Wechseljahre
Salbei: Blätter	96/97	Halsweh
Sanddorn: Beeren	86/87	Abwehr stärken im Spätsommer
Schafgarbe: Blüten, Blätter, Stängel	108/109	Frauengesundheit
Schlehe: Früchte	88/89	Abwehr stärken im Herbst
Schlüsselblume: Blüten	120/121	Herz und Kreislauf

Pflanzenart und verwendete Teile	Seite im Buch	Indikationen
Schnittlauch, Wilder: Halme	82/83	Abwehr stärken im (Vor-)Frühling
Sonnenhut: Blüten, Blätter, Stängel	86/87	Abwehr stärken im Spätsommer
Spitzwegerich: Blätter	98/99	Trockener Reizhusten
Storchschnabel: Blüten, Blätter, Stängel, Früchte	118/119	Hautstoffwechsel
Tanne: Nadeln	94/95	Schnupfen
Taubnessel, Purpurrote: Blüten, Blätter, Stängel	132/133	Säure-Basen-Haushalt
Tausendgüldenkraut: Blüten, Blätter, Stängel	128/129	Magen
Thymian: Blüten, Blätter, Stängel	100/101	Produktiver Husten
Veilchen: Blüten und Blätter	118/119	Hautstoffwechsel
Vogelmiere: Blüten, Blätter, Stängel	114/115	Männergesundheit
Waldmeister: Blüten, Blätter, Stängel	120/121	Herz und Kreislauf
Walnuss: Kämben (Nusskreuze)	136/137	Erholsamer Schlaf
Wegwarte: Wurzel	106/107	Erschöpfung und Rekonvaleszenz
Weidenröschen, Kleinblütiges: Blüten, Blätter, Stängel	114/115	Männergesundheit
Weißdorn: Blüten und Blätter	120/121	Herz und Kreislauf
Weißdorn: Beeren	136/137	Erholsamer Schlaf
Wermut: blühende Zweigspitzen, Blätter	102/103	Darmgesundheit
Zistrose: Blüten, Blätter, Stängel	84/85	Abwehr stärken im Frühsommer
Zitronenverbene: Blätter	110/111	Krampfartige Regelbeschwerden
Zwiebel: „Knolle“	92/93	Beginnende Erkältungsbeschwerden lindern

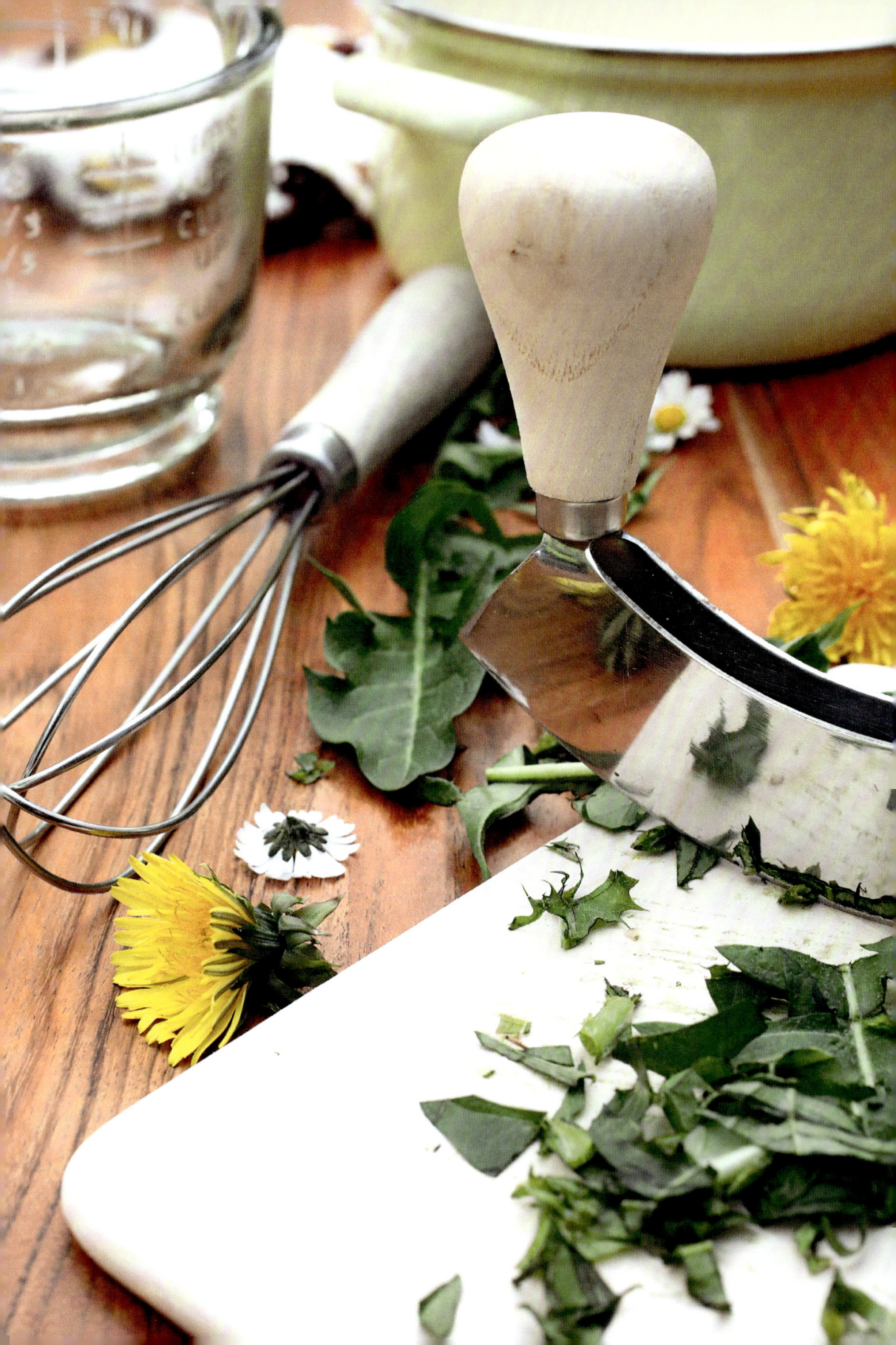

SÜSSUNGSMITTEL: ZUBEREITUNGEN, INDIKATIONEN MIT PFLANZEN UND ERNTEZEITEN

Süßungsmittel	Zubereitung	Indikationen	Wild- und Gartenpflanzen	Gemeinsame Erntezeit der Pflanzentrios
Apfeldicksaft	Tonixier	Abwehr stärken im Frühsommer	Holunder (Blüten) Majoran (Knospen, Blätter, Stängel) Zistrose (Blüten, Blätter, Stängel)	Juni bis Juli
Apfeldicksaft	Tonixier	Trockener Reizhusten	Huflattich (Blüten und Blätter) Lungenkraut (Blüten, Blätter, Stängel) Spitzwegerich (Blätter)	April und Mai
Apfeldicksaft	Tonixier	Darmgesundheit	Apfel (Frucht) Malve (Blüten) Wermut (blühende Zweigspitzen, Blätter)	Sommermonate
Aprikosensirup	Tonixier	Krampfartige Regelbeschwerden	Fenchel (Samen) Gänsefingerkraut (Blüten, Blätter, Stängel) Zitronenverbene (Blätter)	Sommermonate
Aprikosensirup	Tonixier	Hautstoffwechsel	Brombeerstrauch (junge Blätter) Storchschnabel (Blüten, Blätter, Stängel, Früchte) Veilchen (Blüten, Blätter)	März bis Mai
Aprikosensirup	Tonixier	Herz und Kreislauf	Schlüsselblume (Blüten) Waldmeister (Blüten, Blätter, Stängel) Weißdorn (Blüten, Blätter)	April bis Mai
Birnendicksaft	Tonixier	Anspannung und nervöse Unruhe	Grüner Hafer (unreife Blütenstände) Lavendel (Blüten) Linde (Blüten)	Juni bis Juli
Birnendicksaft	Tonixier	Konzentrationsschwäche	Baldrian (Wurzel) Melisse (Blätter) Rosmarin (Blätter)	September bis Oktober
Birnendicksaft	Tonixier	Verstimmung und Melancholie	Basilikum (Blätter) Dost (Blüten, Blätter, Stängel) Johanniskraut (Blüten, Blätter, Stängel)	Sommermonate

Süßungsmittel	Zubereitung	Indikationen	Wild- und Gartenpflanzen	Gemeinsame Erntezeit der Pflanzentrios
Gerstenmalz-sirup	Tonixier	Energie gewinnen	Brennnessel (Blätter, Samen) Petersilie (Blätter) Quendel (Blüten, Blätter, Stängel)	August bis September
Gerstenmalz-sirup	Tonixier	Kopfweh	Honigklee (Blüten, Blätter, Stängel) Labkraut, Echtes (Blüten, Blätter, Stängel) Mutterkraut (Blüten, Blätter, Stängel)	Sommer-monate
Gerstenmalz-sirup	Tonixier	Männer-gesundheit	Vogelmiere (Blüten, Blätter, Stängel) Eisenkraut (blühende Zweig-spitzen, Blätter) Kleinblütiges Weidenröschen (Blüten, Blätter, Stängel)	Sommer-monate
Zuckerrüben-sirup	Tonixier	Produktiver Husten	Königskerze (Blüten) Odermennig (blühende Zweigspitzen, Blätter) Thymian (Blüten, Blätter, Stängel)	Sommer-monate
Zuckerrüben-sirup	Tonixier	Leber und Galle	Beifuß (blühende Zweig-spitzen, Blätter) Erdrauch (Blüten, Blätter, Stängel) Mariendistel (Samen)	August bis September
Zuckerrüben-sirup	Tonixier	Säure-Basen-Haushalt	Ehrenpreis (Blüten, Blätter, Stängel) Kletten-Labkraut (Triebspitzen) Purpurrote Taubnessel (Blüten, Blätter, Stängel)	Februar bis April
Zuckerrüben-zucker	Sirup	Schnupfen	Fichte oder Tanne (Nadeln)	Mai bis Juni
Birkenzucker	Sirup	Halsweh	Salbei (Blätter)	Mai/Juni und September/Oktober
Erythrit	Sirup	Stoffwechsel aktiv	Gänseblümchen (Blüten, Blätter) Gundelrebe (Blätter) Löwenzahn (Blätter)	März bis Mai

Süßungsmittel	Zubereitung	Indikationen	Wild- und Gartenpflanzen	Gemeinsame Erntezeit der Pflanzentrios
Bienenhonig	Honigauszug Basisrezept 2	Abwehr stärken im Spätherbst und Winter	Meerrettich (Wurzel)	September bis April
Bienenhonig	Honigauszug Basisrezept 3	Beginnende Erkältungsbeschwerden lindern	Küchenzwiebel („Knolle“)	ganzjährig
Bienenhonig	Honigauszug Basisrezept 1	Erschöpfung und Rekonvaleszenz	Engelwurz (Wurzel) Löwenzahn (Wurzel) Wegwarte (Wurzel)	Oktober bis November
Bienenhonig	Honigauszug Basisrezept 2	Wechseljahre	Lein (Samen) Nachtkerze (Samen) Rotklee (Blüten)	September bis Oktober
Bienenhonig	Honigauszug Basisrezept 3	Magen	Kamille (Blüten) Pfefferminze (Blätter) Tausendgüldenkraut (Blüten, Blätter, Stängel)	Sommermonate
Bienenhonig	Honigauszug Basisrezept 1	Erholsamer Schlaf	Hopfen (Zapfen) Walnuss (Kämben) Weißdorn (Beeren)	September bis Oktober
Apfelessig und Bienenhonig	Oxymel	Abwehr stärken im (Vor-)Frühling	Bärlauch (Blätter) Knoblauchsrauke (Blätter) Wilder Schnittlauch (Halme)	Februar bis April
Apfelessig und Bienenhonig	Oxymel	Abwehr stärken im Spätsommer	Kapuzinerkresse (Knospen, Blüten, Blätter) Sanddorn (Beeren) Sonnenhut (Blüten, Blätter, Stängel)	August bis Oktober
Apfelessig und Bienenhonig	Oxymel	Abwehr stärken im Herbst	Eberesche (Früchte) Hagebutte (Früchte) Schlehe (Früchte)	Oktober bis November
Apfelessig und Bienenhonig	Oxymel	Frauengesundheit	Frauenmantel (Blätter) Schafgarbe (Blüten, Blätter) Rose (Blütenblätter)	Sommermonate
Apfelessig und Bienenhonig	Oxymel	Gelenke	Ackerschachtelhalm (Triebe) Brennnessel (Blüten, Blätter) Mädesüß (Blüten, Blätter)	Juli bis August
Apfelessig und Bienenhonig	Oxymel	Nieren und Blase	Birke (junge Blätter) Brennnessel (junge Blätter) Giersch (junge Blätter)	Mai bis Juni

INFORMATIONEN IM INTERNET

Bio-Siegel

Die folgenden drei Verbandssiegel stellen weitaus strengere und auch erweiterte Anforderungen als das EU-Bio-Siegel.

www.demeter.de
Demeter ist der älteste Bio-Anbauverband Deutschlands. Die seit nahezu hundert Jahren praktizierte biologisch-dynamische Wirtschaftsweise beruft sich auf die anthroposophische Weltanschauung Rudolf Steiners. Sie gilt als eine der nachhaltigsten Formen der Landwirtschaft.

www.bioland.de
Bioland ist als Anbauverband seit 50 Jahren etabliert und nahm als erster deutscher Bioanbauverband zusätzliche Richtlinien zum Schutz der Artenvielfalt auf.

www.naturland.de
Ziel des Verbandes Naturland ist eine weltweit zu 100 Prozent ökologische und faire Landwirtschaft, neben hohen sozialen Anforderungen.

Fair-Trade-Siegel

www.fairtrade-deutschland.de
Diese unabhängige, nicht mit Waren handelnde Initiative, vergibt das Siegel für fair gehandelte Produkte. Im Fokus stehen bestimmte soziale, ökologische und ökonomische Kriterien.

Heilpflanzen und Gesundheit

Forum Naturheilkunde
www.forum-naturheilkunde.de
Online-Magazin für alternative Lebensweise. Unter dem Stichwort „Phytotherapie“ umfangreiches Wissen zu Heilpflanzen

Kräuterbuch
www.kraeuter-buch.de
Heilwirkung und Verwendung der wichtigsten Heil- und Gewürzkräuter mit Hinweisen zum Anbau

Zentrum der Gesundheit
www.zentrum-der-gesundheit.de
Wissen, Anleitung und Inspiration für die Gesundheit

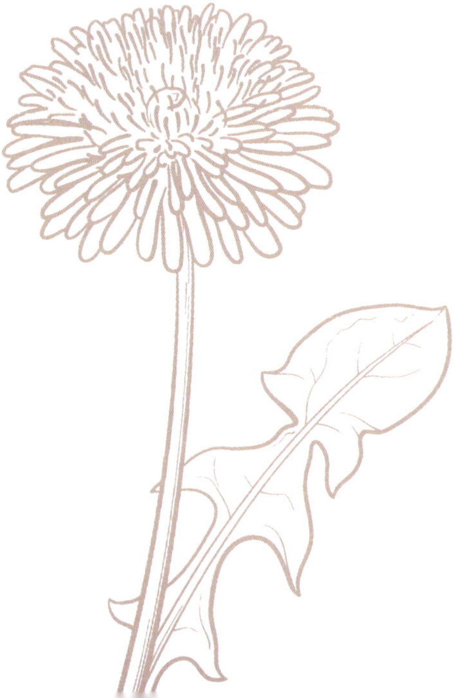

ZUM WEITERLESEN

Pflanzen bestimmen

Fleischhauer, S. · Gassner, C. · Spiegelberger, R.: **Blatt für Blatt.** AT-Verlag, Aarau und München 2017

Golte-Bechtle, M. · Spohn, R. und M.: **Was blüht denn da?** Kosmos-Verlag, Stuttgart 2015

Kremer, Bruno P.: **Essbare und giftige Wildpflanzen. Über 200 Kräuter, Beeren, Nüsse.** Verlag Eugen Ulmer, Stuttgart 2019

Kremer, Bruno P.: **Steinbachs großer Pflanzenführer.** Verlag Eugen Ulmer, Stuttgart 2021

Zum Weiterlesen und Vertiefen

Bühring, Ursel: **Alles über Heilpflanzen. Erkennen, anwenden und gesund bleiben.** Verlag Eugen Ulmer, Stuttgart 2020

Bühring, Ursel · Bächle-Helde, Bernadette: **Heilkraft von Obst und Gemüse.** Verlag Eugen Ulmer, Stuttgart 2017

Ell-Beiser, Helga: **Naturheilkunde für Frauen. Ganzheitliche Gesundheit mit Heilpflanzen und Hausmitteln.** Verlag Eugen Ulmer, Stuttgart 2019

Fleck, A. et al.: **Die Ernährungs-Docs: Zuckerfrei gesünder leben.** 3. Auflage. ZS-Verlag, München 2020

Frank, Renate: **Honig köstlich und gesund.** Verlag Eugen Ulmer, Stuttgart 2005.

Natur & Heilen, Ausgabe 09/2020 **„Zucker. Der bittersüße Krankmacher“.** Verlag Natur & Heilen, München

aid. Broschüre: **Zucker, Sirupe, Honig, Zuckeraustauschstoffe und Süßstoffe.** aid infodienst e. V., Heilsbachstr. 16, 53123 Bonn

BEZUGSQUELLEN

Heilpflanzen

Salus
www.salus.de
Salus zählt zu den wenigen Kräutertee-Anbietern in Deutschland, deren gesamter Produktionsprozess in einer Hand liegt. Rohstoffe bevorzugt aus kontrolliert ökologischem Anbau.

Lebensbaum
www.lebensbaum.de
Tee, Gewürze, Kaffee aus 100 % natürlichen Zutaten

Sonnentor
www.sonnentor.com
Kräuter und Früchte Solo oder in Teekreationen vermischt. Natürlich biologische Ware, nachhaltig verpackt.

Kräuterland Baden-Württemberg e. V.
www.kraeuterland-bw.de
Ganzblattware aus eigenem Bio-Anbau, handgeerntet.

Saatgut

Samenfest
https://samenfest.de
Sortiment aus 100 % Bio-Saatgut. Das angebotene Saatgut ist samenfest und damit nachbaufähig.

Bingenheimer Saatgut
www.bingenheimersaatgut.de
Saatguthandel für Acker, Gewächshaus, Garten oder Balkonkasten. Ökologisch zertifiziertes Saatgut.

DANK

Danke sagen möchte ich vor allem für den mutmachenden Zuspruch und die immer freundliche Begleitung seitens des Verlags Eugen Ulmer. Allen voran sei hier meine Projektleiterin Ina Vetter genannt, die das Entstehen dieses Buches erst möglich gemacht hat. Mein besonderer Dank gilt zudem meiner Lektorin Antje Krause, die mir über die vielen Monate des Schreibens hinweg mit ihrem kompetenten Rat zur Seite stand. Außerdem danke ich sehr herzlich meiner Lektorin Sabine Drobik, welche die Inhalte mit viel Aufmerksamkeit unter die Lupe nahm und so für das letzte Tüpfelchen auf dem i sorgte. Meiner Fachberaterin Ursel Bühring ein großer Dank für den persönlichen Austausch und die tiefgehende Beratung. Genauso gilt mein Dank der Fotografin Heike Schmidt-Röger, die die Pflanzen, Rezepturen und Süßungsmittel sehr kreativ und mit künstlerischem Auge abgelichtet hat.

Bezüglich Produktfragen gilt mein Dank den zuständigen Mitarbeiterinnen und Mitarbeitern der Firmen Arche Naturprodukte GmbH, Badische Staatsbrauerei Rothaus AG, Dr. Metz KG, Rapunzel Naturkost GmbH, die mir hilfsbereit und bereitwillig Informationen für die Inhalte des Buches zukommen ließen.

Ein großer Dank aus ganzem Herzen auch an die Kursteilnehmerinnen und Kursteilnehmer für den Besuch meiner Seminare und das damit verbundene stetige Erweitern und Vertiefen meines Heilkräuterwissens.

Großzügig danken möchte ich auch Mutter Natur für die Fülle an Kräuterschätzen, die sie uns fraglos und leise zur Verfügung stellt.

Mein allergrößter Dank gilt jedoch meinem Mann Clemens und meiner Familie sowie Freunden, die mir während der Zeit des Schreibens zur Seite gestanden und das Projekt mit viel Verständnis, großem Interesse und Geduld mitgetragen haben.

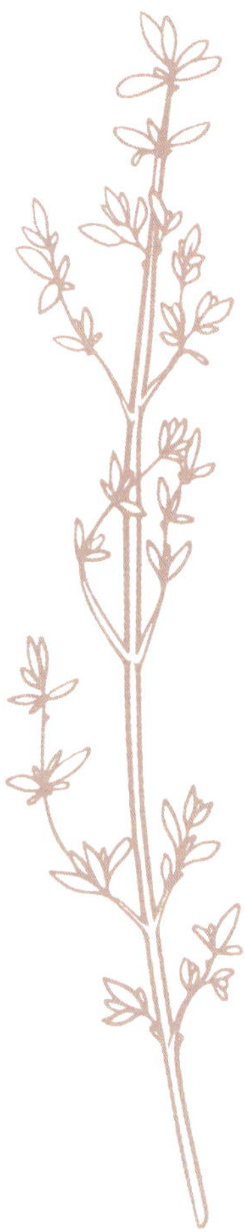

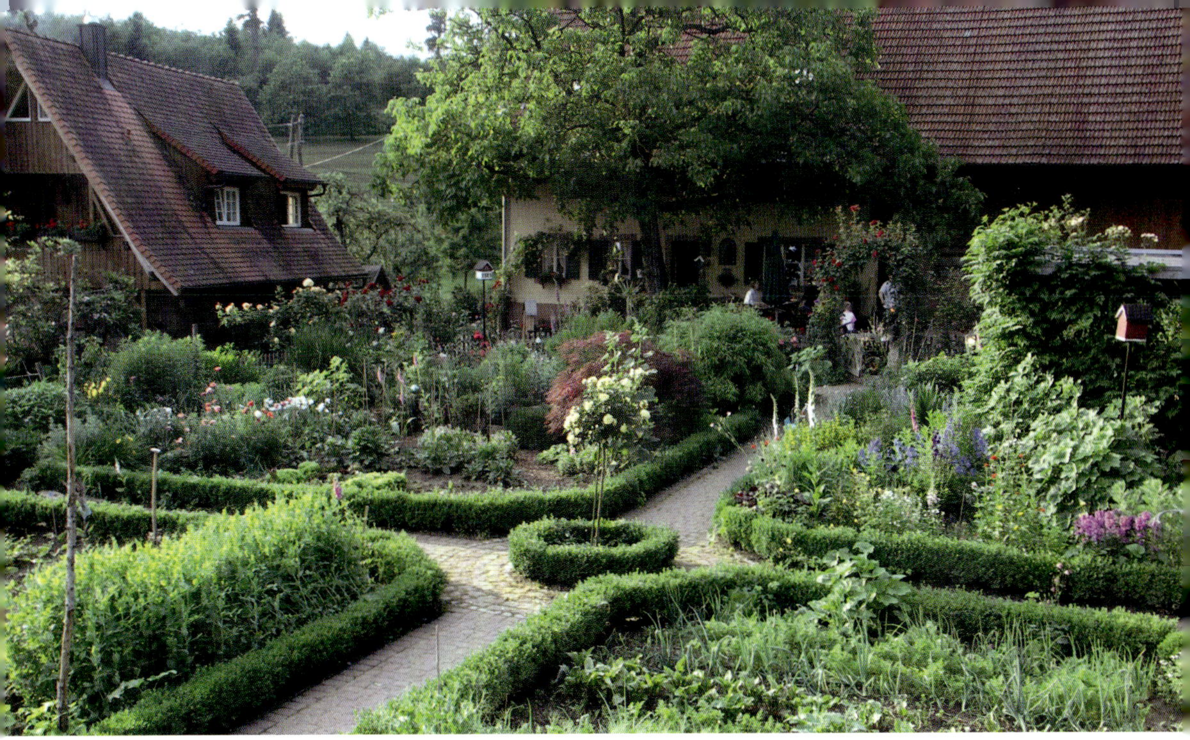

Das Netzwerk ***Bauerngarten- und Wildkräuterland Baden e.V.***
ist ein Zusammenschluss von Kräuterpädagogen, Bauerngärtnerinnen, Phytotherapeuten, Naturpädagogen, Natur- und Gästeführern sowie weiteren Natur- und Pflanzeninteressierten.
In dem 2009 gegründeten Verein fließen altes und neues Pflanzenwissen, jahrelange Erfahrungen und vielseitige Fachkompetenz zu einem großen Wissensfundus zusammen.

Bauerngarten- und Wildkräuterland Baden e.V.
kraeuter-regio.de

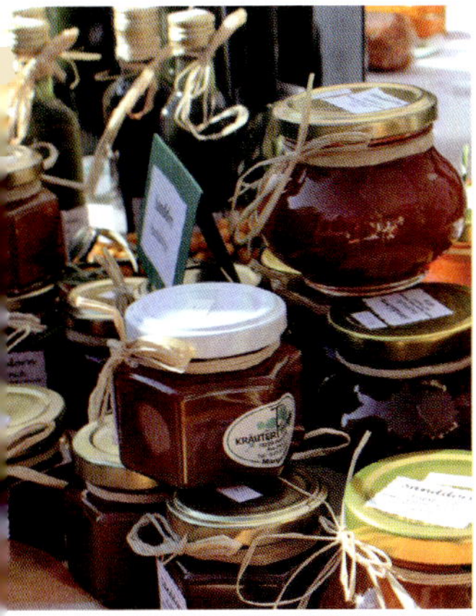

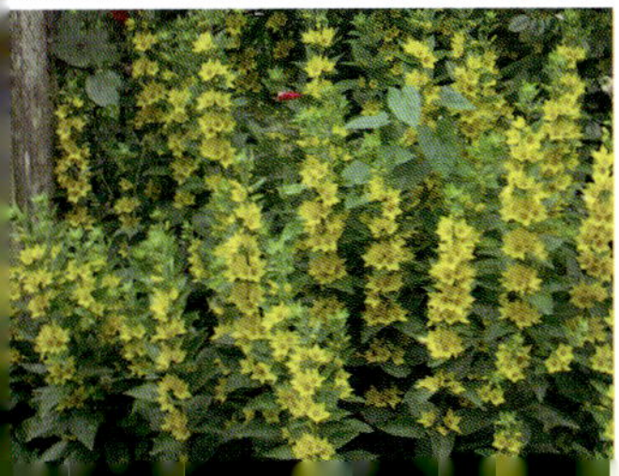

Der Verein und seine Mitglieder bieten an:

- Wildkräuterexkursionen
- Heilpflanzenseminare
- Fachvorträge
- Mehrtägige Kräuter- und Gartenkurse
- Organisation von Bauerngarten-Exkursionen für Gruppen und Vereine
- Kräuter- und Teegenüsse besonderer Art und Qualität

Besondere Veranstaltungen:

- Tag des offenen Bauerngartens
- Vertretung auf Naturpark-Märkten
- Badischer Kräutertag im Naturpark im Frühsommer

Informationen unter **www.kraeuter-regio.de**

REGISTER

REZEPTE

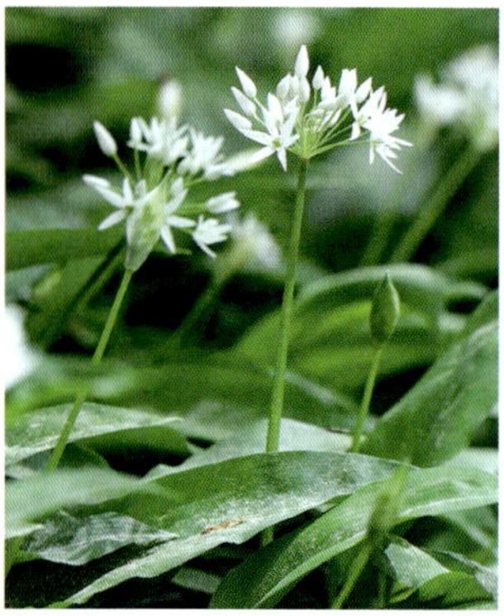

A

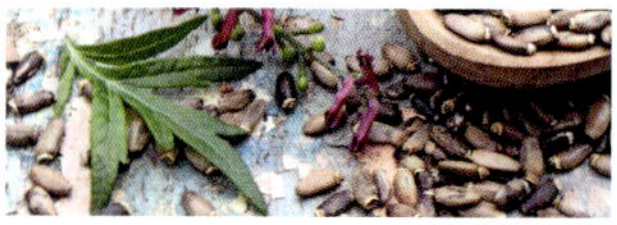

B

K

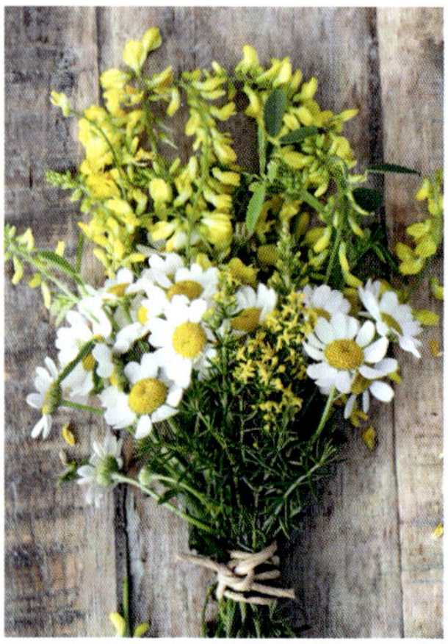

L

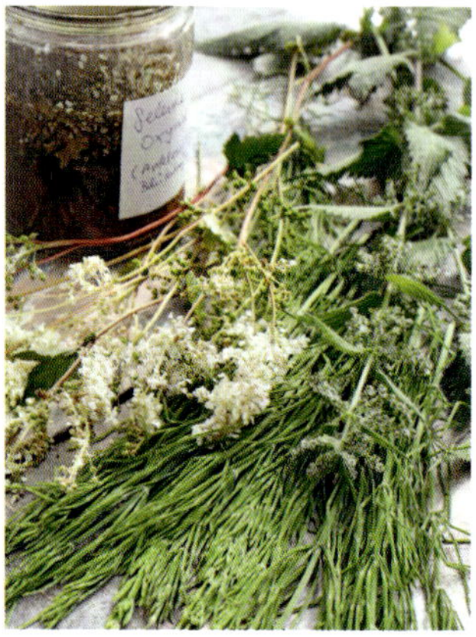

M

N

O

P

Q

R

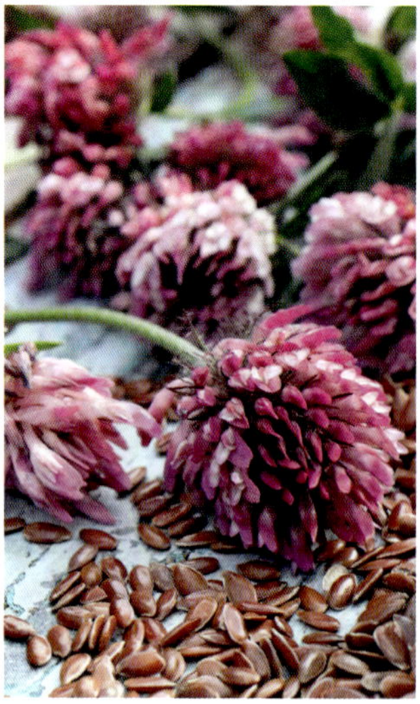

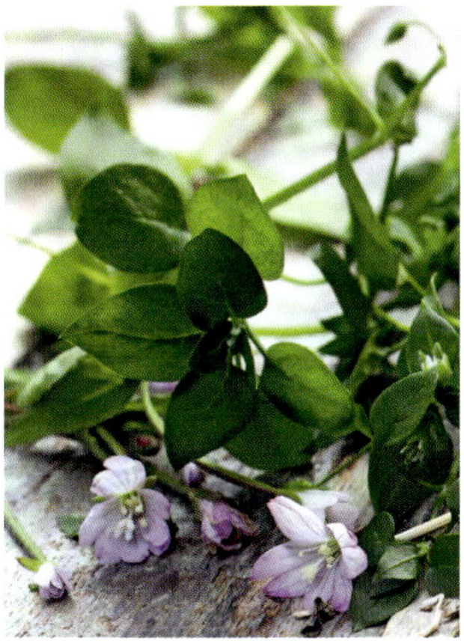

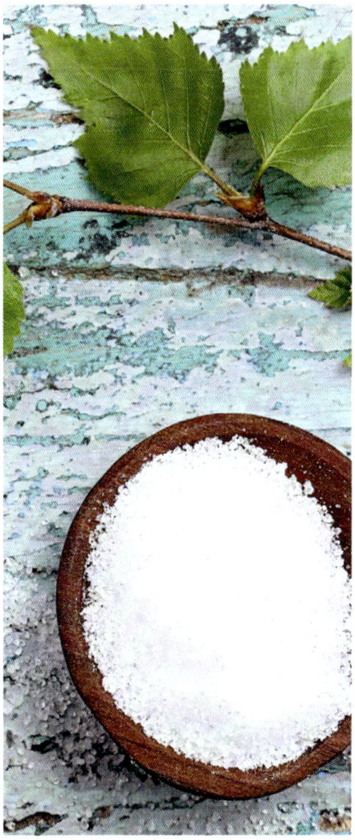

Bildquellen

Die Fotos, auch das Titelfoto, stammen von Heike Schmidt-Röger, www.schmidt-roeger.de mit Ausnahme des Folgenden: Heiko Bellmann/Frank Hecker: S. 132

Illustrationen: Shutterstock.com
Alunal: S. 49 · Eltal1: S. 19 · Elizaveta Melentyeva: S. 97, 113 · Helga_KOV: S. 89 · Karina.Am: S. 71, 154
Marina Demidova: S. 1 · Masha Dav: S. 42 · Natalya Maevskaya: S. 26 · RinaArt21: S. 52
Shchasny: S. 152 · Valeri93k: Hintergrund Störer Umschlagvorderseite, S. 3

Impressum

Anmerkung des Verlags zur Schreibweise (Gendering): Gendergerechtigkeit und Inklusion sind bei uns gelebte Praxis – bei der Auswahl unserer Themen, bei der Recherchearbeit, in der Gestaltung. Unsere Texte meinen alle. Damit unsere Inhalte jedoch gut lesbar bleiben, verzichten wir in diesem Werk auf die jeweilige Mehrfachnennung oder Anpassung der Schreibweise bestimmter Bezeichnungen an die weibliche, männliche oder diverse Form.

Die in diesem Buch enthaltenen Empfehlungen und Angaben sind von der Autorin mit größter Sorgfalt zusammengestellt und geprüft worden. Eine Garantie für die Richtigkeit der Angaben kann aber nicht gegeben werden. Autorin und Verlag übernehmen keine Haftung für Schäden und Unfälle. Bitte setzen Sie bei der Anwendung der in diesem Buch enthaltenen Empfehlungen Ihr persönliches Urteilsvermögen ein. Der Verlag Eugen Ulmer ist nicht verantwortlich für die Inhalte der im Buch genannten Websites.

Bibliografische Information der Deutschen Nationalbibliothek
Die Deutsche Nationalbibliothek verzeichnet diese Publikation in der Deutschen Nationalbibliografie; detaillierte bibliografische Daten sind im Internet über http://dnb.d-nb.de abrufbar.

Wollgrasweg 41, 70599 Stuttgart (Hohenheim)
E-Mail: info@ulmer.de
Internet: www.ulmer-verlag.de

Projektleitung: Ina Vetter
Lektorat: Sabine Drobik, Antje Krause
Herstellung: Silke Reuter
Umschlag-Gestaltung: Anette Vogt, www.redsign.de, Stuttgart
Layout & Satz: Antje Warnecke, nordendesign.de
Reproduktion: time:ray, Jettingen
Druck & Bindung: Westermann Druck, Zwickau
Printed in Germany

ISBN 978-3-8186-1727-1

FSC
www.fsc.org
MIX
Papier | Fördert gute Waldnutzung
FSC® C110508